妇儿疾病诊疗与护理

曹力月 等 主编

汕头大学出版社

图书在版编目（CIP）数据

妇儿疾病诊疗与护理 / 曹力月等主编. -- 汕头：
汕头大学出版社，2023.3
ISBN 978-7-5658-4982-4

Ⅰ．①妇… Ⅱ．①曹… Ⅲ．①妇产科病－诊疗②小儿
疾病－诊疗③妇产科病－护理④小儿疾病－护理 Ⅳ．
① R71 ② R72 ③ R473

中国国家版本馆 CIP 数据核字（2023）第 054122 号

妇儿疾病诊疗与护理
FUER JIBING ZHENLIAO YU HULI

主　　编：曹力月　等
责任编辑：黄洁玲
责任技编：黄东生
封面设计：刘梦杳
出版发行：汕头大学出版社
　　　　　广东省汕头市大学路 243 号汕头大学校园内　邮政编码：515063
电　　话：0754-82904613
印　　刷：廊坊市海涛印刷有限公司
开　　本：710mm×1000mm 1/16
印　　张：11
字　　数：190 千字
版　　次：2023 年 3 月第 1 版
印　　次：2023 年 4 月第 1 次印刷
定　　价：128.00 元
ISBN 978-7-5658-4982-4

前　言

随着社会经济的发展，人们对妇女儿童的健康问题给予了更多的关注。保护女性儿童的健康，提高民族素质体现了一个社会的进步。由于女性在不同生理阶段会出现不同的疾病，婴幼儿生病的情况又与成人非常不同，病情反复、波动，且容易发生各种并发症，所以从事妇科、儿科的临床医学工作者，就必须充分掌握妇儿的生理病理特点，确保妇女儿童身心健康发展。为此，我们编撰了《妇儿疾病诊疗与护理》一书。

本书内容包括妇科内分泌疾病、妇科炎症、妇科诊疗技术的护理配合、新生儿出生缺陷、婴幼儿五官异常问题及处理与儿科不同治疗手段的护理方法。其内容既有现代妇幼疾病研究的深度和广度，又有实际临床应用的价值。本书旨在实用，其体例新颖、结构严谨、言简意明。

由于临床诊疗复杂性的特点，再加上我们的编写经验和水平有限，书中难免存在不足之处，敬请专家和读者批评指正。

目　录

第一章　妇科内分泌疾病 …………………………………………… 1

　　第一节　月经不调、闭经 …………………………………… 1

　　第二节　经前期综合征 ……………………………………… 5

　　第三节　卵巢功能不全 ……………………………………… 13

第二章　妇科炎症 …………………………………………………… 22

　　第一节　外阴及阴道炎症 …………………………………… 22

　　第二节　宫颈炎症 …………………………………………… 38

　　第三节　子宫内膜炎 ………………………………………… 46

　　第四节　盆腔炎症 …………………………………………… 51

第三章　妇科诊疗技术的护理配合 ………………………………… 66

　　第一节　阴道镜检查的护理配合 …………………………… 66

　　第二节　宫腔镜检查的护理配合 …………………………… 69

　　第三节　腹腔镜检查的护理配合 …………………………… 74

　　第四节　生殖道细胞学检查的护理配合 …………………… 78

第五节　宫颈活组织检查的护理配合 ································· 82

第四章　新生儿出生缺陷 ·································· 86

第一节　出生缺陷的发生和分类 ································· 86

第二节　出生缺陷的病因 ···································· 91

第三节　出生缺陷的诊断 ···································· 94

第四节　出生缺陷的预防和优生咨询 ····························· 101

第五节　出生缺陷的预防保健 ································· 102

第五章　婴幼儿五官异常问题及处理 ···················· 106

第一节　婴幼儿眼及视力常见问题及保健 ························· 106

第二节　婴幼儿耳及听力常见问题及保健 ························· 113

第三节　婴幼儿口腔常见问题及保健 ····························· 120

第六章　儿科不同治疗手段的护理方法 ················· 128

第一节　头皮静脉输液 ····································· 128

第二节　外周静脉置管术 ···································· 134

第三节　中心静脉置管术 ···································· 139

第四节　经外周中心静脉置管术 ································· 145

第五节　机械通气 ··· 153

第六节　造口护理 ··· 161

参考文献 ·· 169

第一章　妇科内分泌疾病

第一节　月经不调、闭经

痛经指月经来潮时，出现小腹痉挛性疼痛，是妇女常见的一种症状。根据痛经出现的时间，可将其分为原发性痛经和继发性痛经两种。原发性痛经指的是从月经初潮时即出现痛经症状并在以后每次来潮时均出现反复疼痛；继发性痛经是指在女性初潮后一段时间再出现痛经的情况，常并发于子宫内膜异位症。

一、病因

原发性痛经的发生主要与经期子宫内膜合成和释放的前列腺素（prostaglandin，PG）增加有关，同时也受精神神经因素影响，如精神过度紧张、敏感、劳累、受寒、生活习惯突然改变、健康状态不良等，可以引起子宫的痉挛性收缩，导致痛经。子宫内膜整块剥脱，由排出不畅引起的痉挛性收缩导致的痛经，称膜样痛经。

二、临床表现

从初潮开始，每次月经来潮即感小腹坠胀与痉挛性疼痛，严重者伴恶心、呕吐、肛门坠胀，疼痛可放射至后背部与大腿内侧，经量增加后疼痛方能缓解。妇科检查常无异常发现。

三、治疗

（一）一般治疗

进行体育锻炼，增强体质。平日注意生活规律，劳逸结合，保持适当营养及充足睡眠。重视月经生理的宣传教育，通过解释说服，消除患者恐惧、焦虑及精神负担。加强经期卫生，避免剧烈运动、过度劳累和防止受寒。

（二）抑制排卵

如患者愿意控制生育，则口服避孕片（复方炔诺酮片或复方甲地孕酮片）为治疗原发性痛经的首选药物。应用口服避孕药物，90%以上症状可获得缓解，可能由于内膜生长受到抑制，月经量减少，PG量降到正常水平以下导致子宫活性减弱。治疗可试服3～4个周期，如疗效满意，可继续服用；如症状改善不明显，可适当加用前列腺素类（prostaglandins，PGs）合成抑制剂。由于要在整个月经周期用药，而发生效应仅在周期末1～2天，除非需要同时避孕。一般不受患者欢迎。

（三）前列腺素合成抑制剂（prostaglandin synthesis inhibitor，PGSI）

对不愿避孕的患者，则宜选择PGSI，它抑制内膜的PGs合成，显著降低子宫收缩的振幅和频度，但不影响下丘脑-垂体-卵巢轴（H-P-O轴）功能，也不会发生像口服避孕药那样的代谢性不良反应，只要在疼痛发作前开始服用，持续2～3天即可，为其最大优点。但需要试用一个阶段，来确定每个人疗效最满意的药物种类及最适宜的剂量。试用调整阶段有时可长达半年。常用的PGSI按其化学结构可分为如下几类。

（1）吲哚吲唑类：如吲哚美辛、苄达明，25 mg，口服3～6次或50 mg，一日3次。

（2）灭酸类：甲芬那酸，商品名扑湿痛，初次剂量500 mg，以后250 mg，6～8小时1次；氟芬那酸，初次剂量400 mg，以后200 mg，6～8小时1次。

（3）苯丙酸衍生物：对异丁苯丙酸，通用名布洛芬，400 mg，每日

4次；甲氧萘丙酸，通用名萘普生，首次剂量500 mg，以后250 mg，6～8小时1次。

（4）保泰松类：保泰松或羟基保泰松，首次剂量200 mg，以后100 mg，6～8小时1次。

上述四类药物都能很快吸收，在月经来潮的48小时内服用即可，但因月经来潮时间常有差异，一般宜在月经的前3天给药，以保证疗效，缓解率在70%左右。如将上述药物更换使用，有效率可达90%，有消化道溃疡及对上述药物过敏者禁忌。不良反应较轻微，多数均能耐受。其中，只有吲哚美辛肠道反应发生率较高，还可发生头晕、疲乏虚弱感、头痛等症状，以致中途停药者甚多。灭酸类或苯丙酸衍生物一类药物，尤其萘普生作用持续时间长，其钠盐在血中迅速达到高值，因而发生作用快，不良反应也小，为目前临床最多选用之药物。

PGSI用量较大时，偶尔出现较严重不良反应，故应注意，必要时停止用药。已知不良反应有如下几点。

（1）胃肠道症状：消化不良、胃灼痛、恶心、腹痛、便秘、呕吐、腹泻及消化道出血所致的黑粪症。

（2）中枢神经症状：头痛、头昏、晕眩、视力模糊、听力障碍、烦躁、抑郁、倦怠及嗜睡。

（3）其他症状：皮疹、水肿、支气管痉挛、液体潴留、肝肾功能损害（氨基转移酶升高、黄疸、蛋白尿、血尿）。

（四）β-受体兴奋剂

通过β兴奋肌细胞膜上+受体，活化腺苷酸环化酶，转而提高细胞内环腺苷酸（cyclic adenylic acid）含量。一方面，促进肌质网膜蛋白磷酸化，加强钙离子（Ca^{2+}）的结合；另一方面，抑制肌球蛋白轻链激酶活性，导致子宫肌松弛，痛经得到迅速缓解，但同时有增快心率、升高血压之不良反应。

近年临床应用单独兴奋子宫β受体之药物，不良反应显著减少。常用的β-受体兴奋剂有：羟甲叔丁肾上腺素，药品通用名沙丁胺醇；特布他林，商品名间羟舒喘宁。给药方法有口服、气雾吸入、皮下、肌内注射及静脉给药等。

在剧烈疼痛时宜用注射法：沙丁胺醇0.1～0.3 mg，静注或特布他林0.25～0.5 mg，皮下注射，4～8小时1次。中、轻度疼痛可口服，沙丁胺醇2～4 mg/6 h或特布他林2.5～5 mg/8 h，亦可气雾吸入0.2～0.25 mg，2～4小时1次。以气雾吸入较好，用药量少且起效迅速。气雾吸入时应注意以下几点。

（1）先大口把气呼完。

（2）开始深吸气时，把药液吸入。

（3）吸气完屏气3～4秒。

（4）卷唇将气慢慢呼出。

常用量为每次吸入2口，可维持4～6小时。由于一般反映对β-受体兴奋剂疗效不太满意，且有心悸、颤抖等不良反应，因而该方法未能被普遍采用。但是气雾法应用方便、作用迅速，仍可一试。

（五）钙通道阻断剂

该类药物干扰Ca^{2+}透过细胞膜，并阻止Ca^{2+}由细胞内库存中释出而松解平滑肌收缩，为心血管疾病治疗的一项重要进展。应用硝苯地平20～40 mg治疗原发性痛经，给药后10～30分钟子宫收缩减弱或消失，肌肉收缩振幅、频率、持续时间均下降，基础张力减少，同时疼痛减轻，持续5小时，无特殊不良反应。

（六）维生素B6及镁-氨基酸螯合物

利用维生素B_6促进镁离子（Mg^{2+}）透过细胞膜，增加胞浆内Mg^{2+}浓度之作用，来治疗原发性痛经。每日200 mg，4周后可见红细胞镁含量显著增加。亦可与镁-氨基酸螯合物合用，每种各100 mg，每日服2次，治疗4～6个月，痛经的严重程度及持续时间均呈进行性下降。

（七）中医中药治疗

中医学对痛经的认识主要是气血运行不畅，不通则痛。气滞血瘀者以血府逐瘀汤为主，如桃红四物汤可活血化瘀，寒凝淤滞者常用处方为温经汤，气血不足者常用十全大补汤。中成药有桂枝茯苓丸或桃仁承气汤，每日5 g，分次于早、晚餐前30分钟服用，连续30天。有人报道缓解率可达80%，未发现有消化道症状及皮疹等不良反应。用穴位敷贴"痛经膏"效果甚好，还可用针灸的方法进行穴位注射。

第二节　经前期综合征

经前期综合征（premenstrual syndrome，PMS）又称经前紧张症（premenstrual tension，PMT）或经前紧张综合征（premenstrual tension syndrome，PMTS），是育龄妇女常见的问题。PMS是指月经来潮前7～14天（在月经周期的黄体期），周期性出现的躯体症状（如乳房胀痛、头痛、小腹胀痛、水肿等）和心理症状（如烦躁、紧张、焦虑、嗜睡、失眠等）的总称。PMS症状多样，除上述典型症状外，自杀倾向、行为退化、嗜酒、工作状态差，甚至无法工作等也常出现于PMS。PMS临床表现复杂且个体差异巨大，因此诊断的关键是症状出现的时间及严重程度。PMS发生于黄体期，随月经的结束而完全消失，具有明显的周期性，这是区分PMS和心理性疾病的重要依据。上述心理及躯体症状，只有达到影响女性正常的工作、生活、人际交往的程度才称为PMS。

一、病因与发病机制

近年研究表明，PMS病因涉及诸多因素的联合，如社会心理因素、内分泌因素及神经递质的调节等。但PMS的准确机制仍不明，一些研究结果尚有矛盾之处，进一步地深入研究是必要的。

（一）社会心理因素

情绪不稳定及神经质、特质焦虑者容易体验到严重的PMS症状。应激或负性生活事件可加重经前症状，休息或放松可减轻，均说明社会心理因素在PMS的发生或延续上发挥作用。

（二）内分泌因素

1.孕激素

英国妇产科学家道尔顿（Dalton）推断PMS是由于经前孕酮不足或缺失，因此应用孕酮治疗可以获得明显效果。然而，相反的报道则发现PMS妇女孕酮水平升高。哈马尔巴克（Hammarback）等对18例PMS妇女连续两个月逐日测定血清雌二醇和孕酮，发现严重PMS症状与黄体期血清中的这两种激素水平高相关。孕酮常见的副反应有心境恶劣和焦虑等。

这一疾病仅出现于育龄女性，青春期前、妊娠期、绝经后期均不会出现，且仅发生于排卵周期的黄体期。给予外源性孕激素可诱发此病，在激素替代治疗（hormone replacement therapy，HRT）中使用孕激素建立周期引发的抑郁情绪和生理症状同PMS相似。曾患有严重PMS的女性，行子宫加双附件切除术后给予HRT，单独使用雌激素不会诱发PMS，而在联合使用雌激素和孕激素时PMS复发。相反，卵巢内分泌激素周期消失，如双卵巢切除或给予促性腺激素释放激素激动剂（GnRH-a）均可抑制原有的PMS症状。因此，卵巢激素尤其是孕激素可能与PMS的病理机制有关，孕激素可增加女性对甾体类激素的敏感性，使中枢神经系统受激素波动的影响增加。

2.雌激素

（1）雌激素降低学说：正常情况下雌激素有抗抑郁效果，经前雌激素水平下降可能与PMS，特别是经前心境恶劣的发生有关。亚诺夫斯基（Janowsky）强调雌激素波动（中期雌激素明显上升，继之降低）的作用。

（2）雌激素过多学说：持此说者认为雌激素水平绝对或相对高，或者对雌激素的特异敏感性可招致PMS。莫顿（Morton）报告给妇女注入雌激素可产生PMS样症状。巴克斯特伦（Backstrom）和卡滕森（Cartenson）指出，具有经前焦虑的妇女，雌激素与孕酮比值较高。雌激素和孕激素比例异常可能与PMS发生有关。

3.雄激素

拉梅耶（lahmeyer）指出，妇女雄激素来自卵巢和肾上腺。在排卵前后，血中睾酮水平随雌激素水平的增高而上升，且大部分雄激素来自肾上腺，故于围经期并不下降，其时睾酮/雌激素及睾酮/孕激素之比处于高值。睾酮作用于脑可增强两性的性驱力和攻击行为，而雌激素和孕酮可对抗之。经前期雌激素和孕酮水平下降，脑中睾酮失去对抗物，这至少与一些人PMS的发生有关，特别是心境改变和其他精神病理表现。

（三）神经递质

研究表明，在PMS女性中血清性激素的浓度表现为正常，这表明除性激素外还可能有其他因素作用。PMS患者常伴有中枢神经系统某些神经递质及其受体活性的改变，这种改变可能与中枢对激素的敏感性有关。一些神经递质可受卵巢甾体激素调节，如5-羟色胺（5-hydroxytry ptamine，5-HT）、乙酰胆碱（acetylcholine，Ach）、去甲肾上腺素、多巴胺等。

1.乙酰胆碱

亚诺夫斯基（Janowsky）推测Ach单独作用或与其他机制联合作用与PMS的发生有关。Ach是抑郁和应激的主要调节物，可引起脉搏加快和血压上升，负性情绪，肾上腺交感胺释放和止痛效应。劳施（Rausch）发现经前胆碱能占优势。

2.5-HT与γ-氨基丁酸（gamma-amine butyric acid，GABA）

经前5-HT缺乏或胆碱能占优势可能在PMS的形成上发挥作用。5-羟色胺选择性重摄取抑制剂（serotonin-selective reuptake inhibitor，SSRI）如氟西汀、舍曲林问世后证明对PMS有效，而那些主要作用于去甲肾上腺素的三环类抗抑郁剂的效果较差，进一步支持5-HT在PMS病理生物学中的重要作用。经前焦虑症（premenstrual dysphoric disorder，PMDD）患者与患PMS但无情绪障碍者及正常对照组相比，5-HT在卵泡期增高，黄体期下降。波动明显增大。因此井上（Inoue）等认为，5-HT与PMS、PMDD出现的心理症状密切相关。5-羟色胺能系统对情绪、睡眠、性欲、食欲和认知具有调节功能，在抑郁的发生发展中起到重要作用。雌激素可增加5-HT受体的数量及突触后膜对5-HT的敏感性，并增加5-HT的合成及其代谢产物5-羟吲哚乙酸的水平。有临床研究显示，5-羟色胺选择性重摄取抑制剂可增加血液中5-HT的浓度，对治疗PMS/PMDD有较好的疗效。

另外，有研究认为在抑郁、PMS、PMDD的患者中γ-氨基丁酸活性下降，埃珀森（Epperson）等用磁共振质谱分析法测定PMDD及正常女性枕叶皮质部的GABA、雌激素、孕激素等水平发现，PMDD者卵泡期GABA水平明显低于对照组。同时，埃珀森等认为PMDD患者可能存在GABA受体功能的异常。PMS女性黄体期别孕烷醇酮水平较低，而别孕烷醇酮有GABA激活作用，因此低水平的别孕烷醇酮使PMS女性GABA活性降低，产生抑郁。此外，雌激素兼具增加GABA的功能及GABA受体拮抗剂的双重功能。

3.类鸦片物质与单胺氧化酶

哈布雷希（Halbreich）和恩迪科特（Endicott）认为内啡肽水平变化与PMS的发生有关。他们推测PMS的许多症状类似类鸦片物质撤出，目前认为是在性腺类固醇激素影响下。持单胺氧化酶（monoamine oxidase，MAO）说者则认为PMS的发生与血小板MAO活性改变有关，而这一改变是受孕酮影响的。正常情况下，雌激素对MAO活性有抑制效应，而孕酮对组织中MAO活性有促进作用。MAO活性增强被认为是经前抑郁和雌激素/孕激素不平衡发生的中介。MAO活性增加可以减少有效的去甲肾上腺素，导致中枢神经元活动降低和减慢。MAO学说可解释经前抑郁和嗜睡，但无法说明其他众多的症状。

4.其他

前列腺素可影响水钠潴留，以及精神、行为、体温调节等许多PMS症状，前列腺素合成抑制剂能改善PMS躯体症状。一般认为，此类非甾体抗炎药可降低引起PMS症状的中介物质的组织浓度并起到治疗作用。维生素B$_6$是合成多巴胺与5-羟色胺的辅酶，维生素B$_6$缺乏可能与PMS有关，一些研究发现维生素B$_6$治疗似乎比安慰剂效果好，但结果并非一致。

二、临床表现

历来提出的症状甚为分散，可达200项，近年研究提出，大约20类症状是常见的，包括躯体、心理和行为3个方面。其中恒定出现的是头痛、疼痛、肿胀、嗜睡、易激惹、抑郁、行为笨拙、渴望食物。但表现有较大的个体差异，取决于躯体健康状态、人格特征和环境影响。

（一）躯体症状

1.水潴留

经前水潴留一般多见于踝、小腿、手指、腹部和乳房，可导致乳房胀痛、体重增加、面部虚肿和水肿，腹部不适或胀满或疼痛，排尿量减少。这些症状往往在清晨起床时明显。

2.疼痛

头痛较为常见，背痛、关节痛、肌肉痛、乳房痛发生率亦较高。

3.自主神经功能障碍

常见恶心、呕吐、头晕、潮热、出汗等。可出现低血糖，许多妇女渴望摄入甜食。

（二）心理症状

心理症状主要为负性情绪或心境恶劣。

1.抑郁

心境低落、郁郁不乐、消极悲观、空虚孤独，甚至有自杀意念。

2.焦虑、激动

烦躁不安，似感到处于应激之下。

3.运动共济和认知功能改变

可出现行动笨拙、运动共济不良、记忆力差、自感思路混乱。

（三）行为改变

可表现为社会退缩，回避社交活动；社会功能减低，判断力下降，工作时失误；性功能减退或亢进等。

三、诊断与鉴别诊断

（一）诊断标准

PMS具有3项属性（经前期出现，在此以前无同类表现，经至消失），诊断一般不难。

美国国立卫生研究院对PMS的工作定义如下：一种周期性的障碍，其严重程度足以影响一个妇女生活的一些方面（如负性心境，经前一周心境障碍的平均严重程度较之经后一周加重30%），而症状的出现与月经有一致的和可以预期的关系。这一定义规定了PMS的症状出现与月经有关，对症状的严重程度制定定量化标准。

（二）诊断方法

前瞻性每日评定计分法目前获得广泛应用，它在确定PMS症状的周期性方面是最为可信的。评定周期需要患者每天记录症状，记录2至3个周期。

（三）鉴别诊断

1.月经周期性精神病

PMS可能是在内分泌改变和心理社会因素作用下起病的，而月经周期性精神病则有着更为深刻的原因和发病机理。PMS的临床表现由心境不良和众多躯体不适组成，不致发展为重性精神病形式，可与月经周期性精神病区别。

2.抑郁症

PMS妇女有较高的抑郁症发生风险，以及抑郁症患者较之非情感性障碍患者有较高的PMS发生率已如上述。根据PMS和抑郁症的诊断标准，可做出鉴别。

3.其他精神疾病经前恶化

根据PMS的诊断标准与其他精神疾病经前恶化进行区别。应注意疑难病例诊断过程中，妇科、心理、精神病专家协作的重要性。

四、治疗

PMS的治疗应针对躯体、心理症状、内在病理机制和改变正常排卵性月经周期等方面。此外，心理治疗和家庭治疗亦受到较多的重视。轻症PMS病例采取环境调整、适当膳食、身体锻炼、改善生活方式、应激处理和社会支持等措施即可，重症患者则需要实施以下治疗。

（一）调整生活方式

调整生活方式包括合理的饮食与营养、适当的身体锻炼、戒烟、限制盐和咖啡的摄入。可改变饮食习惯，增加钙、镁、维生素B_6、维生素E等的摄入，但尚没有确切、一致的研究表明以上维生素和微量元素治疗的有效性。体育锻炼可改善血液循环，但其对PMS的预防作用尚不明确，多数临床专家认为每日锻炼20～30分钟有助于加强药物治疗和心理治疗。

（二）心理治疗

心理因素在PMS发生中所起的作用是不容忽视的。精神刺激可诱发和加重PMS。要求患者日常保持乐观情绪，生活有规律，参加运动锻炼，增强体质。行为疗法曾用以治疗PMS，放松技术有助于改善疼痛症状。生活在PMS妇女身边的人，如父母、丈夫、子女等，要多关心患者，对她们在经前出现的心境烦躁、易激惹等给予容忍和同情。工作周围的人也应体谅她们经前发生的情绪症状，在各方面予以照顾，避免在此期间从事驾驶或其他具有危险性的作业。

（三）药物治疗

1.精神药物

（1）抗抑郁药：5-羟色胺选择性重摄取抑制剂对PMS有明显疗效，为60%～70%且耐受性较好，目前认为是一线药物。如氟西汀（百忧解）20 mg每日1次，经前口服至月经第3天。减轻情感症状优于躯体症状。

舍曲林剂量为每日50～150 mg。三环类抗抑郁药氯丙咪嗪是一种三环类抑制5-羟色胺和去甲肾上腺素再摄取的药物，每天25～75 mg对控制PMS有效，黄体期服药即可。SSRI与三环类抗抑郁药物相比，无抗胆碱能、低血压及镇静等不良反应，并具有无依赖性和无特殊的心血管及其他严重毒性作用的优点。SSRI除抗抑郁外也有改善焦虑的效应，目前应用明显多于二环类药物。

（2）抗焦虑药：苯二氮䓬类用于治疗PMS已有很长时间，如阿普唑仑为抗焦虑药，也有抗抑郁性质，用于PMS获得成功，起始剂量为0.25 mg，1日2～3次，逐渐递增，每日剂量可达2.4 mg或4 mg，在黄体期用药，经至即停药，停药后一般不出现戒断症状。

2.抑制排卵周期

（1）口服避孕药：作用于H-P-O轴可导致不排卵，常用以治疗周期性精神病和各种躯体症状。口服避孕药对PMS的效果不是绝对的，因为一些亚型用本剂后症状不仅未见好转反而恶化。就一般病例而论，复方短效单相口服避孕药均有效。国内多选用复方炔诺酮或复方甲地孕酮。

（2）达那唑：一种人工合成的17α-炔孕酮的衍生物，对下丘脑-垂体促性腺激素有抑制作用。100～400 mg/d对消极情绪、疼痛及行为改变有效，200 mg/d能有效减轻乳房疼痛。但其雄激素活性及致肝功能损害作用，限制了其在PMS治疗中的临床应用。

（3）促性腺激素释放激素激动剂（GnRH-a）：GnRH-a在垂体水平通过降调节抑制垂体促性腺激素分泌，造成低促性腺激素水平及低雌激素水平，达到药物切除卵巢的疗效。有随机双盲安慰剂对照研究证明GnRH-a治疗PMS有效。单独应用GnRH-a应注意低雌激素血症及骨量丢失，故治疗第3

个月应采用反加疗法克服其不良反应。

（4）手术切除卵巢或放射破坏卵巢功能：虽然此方法对重症PMS治疗有效，但卵巢功能破坏导致绝经综合征、骨质疏松性骨折及心血管疾病等风险增加。应在其他治疗均无效时，酌情考虑。对中、青年女性患者不宜采用。

3.其他

（1）利尿剂：PMS的主要症状与组织和器官水肿有关。醛固酮受体拮抗剂、螺内酯不仅有利尿作用，对血管紧张素功能亦有抑制作用。剂量为25 mg，每天2~3次，可减轻水潴留，并对精神症状亦有效。

（2）抗前列腺素制剂：经前子宫内膜释放前列腺素，改变平滑肌张力，免疫功能及神经递质代谢。抗前列腺素如甲芬那酸250 mg，每天3次，于经前12天起服用。餐中服可减少胃刺激。如果疼痛是PMS的标志，那么抗前列腺素有效。除对痛经、乳胀、头痛、痉挛痛、腰骶痛有效，对紧张易怒症状也有效。

（3）多巴胺拮抗剂：高催乳素血症与PMS的关系已有研究报道。溴隐亭为多巴胺拮抗剂，可降低催乳素水平并改善经前乳房胀痛。剂量为2.5 mg，每天2次，餐中服药可减轻副反应。

第三节 卵巢功能不全

卵巢功能不全（primary ovarian insuffrciency，POI）是指女性在40岁以前出现卵巢功能减退的现象。POI的发病者占成年女性的1%~31%，原发性闭经患者中发病率为10%~28%。

一、病因

（1）染色体异常：特纳综合征。

（2）先天发育缺陷：卵巢不发育或先天缺陷。

（3）自身免疫性疾病：卵巢产生自身免疫性抗体，常常与另一种自身免疫病同时存在，如风湿性关节炎、甲状腺炎、重症肌无力等。有人发现POI患者均可测到卵巢与卵子的特殊抗体，其中抗卵巢抗体占47%，抗卵子抗体占47%，抗二者的抗体有69%。经免疫治疗后，两例妊娠，其卵巢抗体也下降。

（4）基因突变：动物实验表明，LHβ单位基因突变也是导致POI的可能因素，现已发现的可能与POI有关的基因还有FSNR、LH、LHR、GHF-QB、DiADHZ等。

（5）卵巢物理性损害：如感染（幼儿患腮腺炎），抗癌治疗中的放射治疗、化学药物治疗。

（6）卵巢切除：由于癌或其他原因行手术切除。

（7）其他：已明原因的卵巢供血障碍导致POI。也有人将POI误为无反应性卵巢，自身免疫病和原因不明的无卵泡三类。

多囊卵巢综合征：临床上有月经异常、不孕、多毛、肥胖等症状，诊断要结合临床的综合表现，如长期不排卵、男性激素过高等，诊断要做激素水平（尿促卵泡素、黄体生成素）检查和超声波检查，并排除其他疾病。

子宫内膜异位症：妇科专家指出，患者通常有痛经、性交痛、慢性下腹部疼痛等，易导致长期不排卵、黄体功能不全，从而出现不孕或早期流产。

盆腔炎：会有阴道不正常分泌物与下腹部疼痛，严重的还会有卵巢输卵管脓肿及盆腔粘连。此外，某些肿瘤也会分泌雄性激素，破坏女性体内的内分泌平衡。

高龄：女性的年龄超过35岁。卵巢功能不全，排卵遭到障碍，引起女性不孕。

二、临床表现

（一）月经的改变

闭经是POI的主要临床表现。POI发生在青春期前表现为原发闭经，且没有第二性征发育；发生在青春期后则表现为继发闭经，40岁以前月经终止，往往有第二性征发育。POI前月经改变的形式很不一致，约有50%的患者会有月经稀发或不规则子宫出血；25%的患者突然出现闭经。

有染色体缺陷的POI患者多有先天性卵巢发育不全，卵巢储备极差，POI发生更早，甚至未能达到青春发育期，因而表现为原发闭经。多数POI患者卵巢功能衰退发生的过程是突然且不可逆的，少数患者这一过程会持续一段时间，相当于自然绝经的过渡期。临床上偶有已诊断为POI后，又出现所谓一过性的卵巢功能恢复，表现为恢复正常月经，甚至有POI患者妊娠的报道，但随着POI确诊后时间的延长，卵巢功能恢复的机会也就越小。

（二）雌激素缺乏表现

由于卵巢功能衰退，POI患者除不育外，也会像绝经妇女那样出现一组雌激素低下综合征，如潮热、出汗等血管舒缩症状，抑郁、焦虑、失眠、记忆力减退等神经精神症状，以及外阴瘙痒、阴道烧灼感、阴道干涩、性交痛和尿痛、尿急、尿频、排尿困难等泌尿生殖道症状。这些症状在原发闭经的POI患者中相对少见。

三、实验室检查

（一）性激素水平测定

血清激素水平测定显示，卵泡刺激素（follicle-stimulating hormone，FSH）水平升高，雌激素水平下降，是POI患者最主要的特征和诊断依据，一般FSH＞40 U/L，雌二醇＜73.2 pmol/L（20 pg/L）。其中最敏感的是血清FSH水平升高，FSH升高是POI的早期指标。POI患者偶尔会有暂时的卵巢功能恢复，经连续测定血清性激素发现，几乎半数POI患者表现有间断性卵巢功能恢复，即血清雌二醇水平在183 pmol/L以上，甚至有近20%的患者可出现间断排卵，即血清孕酮水平超过9.5 nmol/L。

这种现象的病理生理特点与绝经过渡期相似。此期间卵巢内残存的卵泡仍有间断活动，导致性激素水平的波动性和不稳定性。因此，仅一次测定显示FSH水平升高不能断定卵巢功能一定完全衰竭，有时需要重复测定，FSH持续升高提示POI可能。应该注意的是，血清FSH水平并不一定反映卵巢中原始卵泡的数目，FSH升高只是窦状卵泡在发育过程中缺乏雌激素和抑制素的负反馈时的表现。

（二）超声检查

多数POI患者盆腔超声显示，卵巢和子宫缩小，卵巢中无卵泡。但染色体核型正常的POI患者有1/3以上盆腔超声检查可有卵泡存在，有报道显示，在确诊卵巢早衰6年以后，超声仍可发现卵巢中有卵泡存在。但多数患者的这些卵泡不具有正常功能，卵泡直径与血清雌二醇水平之间也无相关性。对这种现象有两种解释，一种解释是卵巢中确有残存的卵泡，另一种解释是所谓"卵巢不敏感综合征"，即卵巢中有卵泡，但对FSH反应不敏感，因而卵泡不能发育。可能与卵巢中FSH受体缺陷有关，确切病因尚不清楚。临床上很难与POI鉴别，卵巢活检发现较多的原始卵泡方能诊断。超声检查还可发现有无生殖道解剖学结构的异常，如生殖道畸形、缺如等。

（三）骨密度测定

POI患者可有低骨量和骨质疏松症表现，其原因是低峰值骨量和骨丢失率增加。年轻妇女如果在骨峰值形成以前出现POI，其雌激素缺乏状态要比正常绝经妇女长得多，且雌激素过早缺乏会引起骨吸收速度加快，骨丢失增加，因此更容易引起骨质疏松症。文献报道，染色体正常的自发性POI妇女中，有2/3骨密度低于同龄正常妇女均值1个标准差，骨密度的改变会使髋部骨折危险性增加216倍。

（四）自身免疫指标和内分泌指标测定

自身免疫性疾病的检测包括血钙、磷、空腹血糖、清晨皮质醇、游离T_4、TSH、甲状腺抗体、全血计数、血沉、总蛋白、白蛋白/球蛋白比例、类风湿因子、抗核抗体等。

检测抗卵巢抗体的临床意义目前尚不肯定。抗卵巢抗体与卵巢炎的严重程度并无相关性，而且并不能预示是否会发生，以及何时会发生卵巢功能衰退。

用市售试剂盒检测，可有1/3正常妇女会有抗核抗体阳性。有研究显示，肾上腺功能衰竭妇女抗类固醇细胞抗体阳性者可能会发生POI。对可疑自身免疫性疾病患者应检查自身抗体、血沉、免疫球蛋白、类风湿因子等。有临床指征时，可进行甲状腺功能（促甲状腺素）、肾上腺功能（血及尿皮质醇、血电解质）、甲状旁腺功能（甲状旁腺素）及血糖指标的测定。

（五）其他检查

目前还没有非侵入性的检查方式来确定卵泡数目及功能，通过卵巢活检诊断卵巢炎或判断是否有卵泡存在对POI诊断的意义目前尚未得到肯定，因为卵巢活检对确认POI的分型没有帮助，而且有报道卵巢活检发现，卵巢中缺乏卵泡者也有妊娠可能，故不建议常规进行。

目前可通过GnRH类似物进行刺激试验和用氯米芬促排卵试验来判断卵巢功能。孕激素撤退试验意义并不大，因为有些POI前驱患者有时可以产生足够的雌激素而使孕激素撤退试验阳性。对一些继发闭经未生育者及所有原发闭经患者应进行染色体核型检查，对有Y染色体的患者应尽早行双侧性腺切除，以预防性腺肿瘤的发生。

四、诊断

公认的卵巢早衰的诊断标准是40岁以前出现4个月以上闭经，并有两次或以上血清FSH>40 U/L（两次检查间隔1个月以上），雌二醇水平<73.2 mol/L。病史、体格检查及其他辅助实验室检查，可有助于相关病因疾病的诊断。

（一）病史

对患者进行详细的病史采集，包括初潮年龄、闭经前月经情况、闭经期限，有无闭经的诱因（精神刺激、环境毒物等因素），有无使用药物史，有无癌症化疗史、放疗史，卵巢手术史，盆腔感染史，结核病史及妊娠和生育史。自觉症状，如潮热、多汗、失眠、易怒、急躁、阴道干燥、尿痛等。既往和目前有无流行性腮腺炎和艾滋病病毒感染，有无罕见的继发于感染的卵巢功能衰退。了解患者及其家人中既往和目前是否患有自身免疫性疾病，如原发性慢性肾上腺皮质功能减退症、甲状腺疾病、糖尿病、系统性红斑狼疮、类风湿性关节炎、白斑、克罗恩病和干燥综合征等。少数流行病学研究显示，卵巢早衰有家族倾向，也有研究显示促性腺激素受体遗传性突变可导致卵巢早衰，故应仔细询问其家族史，包括母亲、姊妹及女性二级亲属的月经、生育情况和男性亲属的生育情况。

（二）体格检查

进行全身检查时，注意全身发育、智力及营养状况，对乳腺和阴毛发育情况进行检查，并根据Tanner分期标准分级。

盆腔检查注意有无雌激素缺乏引起的萎缩性阴道炎。自身免疫性POI患者（淋巴细胞性卵巢炎）有时可通过盆腔检查发现增大的卵巢。应重点检查有无上述自身免疫性疾病的有关体征。

（三）实验室检查

除血清性激素水平测定外，当有临床指征时，还应注意酌情进行相关疾病的检查，如血、尿常规分析，血沉、抗核抗体、免疫球蛋白和类风湿因子检测。可通过磁共振检查和通过甲状腺释放激素刺激产生完整FSH、α 和 β 亚单位的情况，来鉴别有无垂体肿瘤。

怀疑有低骨量和骨质疏松症者，应进行骨密度测定。

进行盆腔超声检查，了解有无解剖结构异常，以及有无卵泡存在。但对染色体核型正常的自发POI患者，盆腔超声检查并不能改变临床诊断，因为即使发现有卵泡存在，目前尚未证实经过治疗能够使卵巢功能恢复。

五、并发症

（一）慢性不排卵

患有卵巢性不孕的患者会有月经失调，月经次数少、月经量少，甚至闭经的现象，有少数的患者会有月经量多，经期长等症状。

（二）肥胖症

患有卵巢性不孕的患者中，30%的患者会出现肥胖的现象。

（三）多毛症

卵巢性不孕的患者，由于体内含有过多的雄激素，因此女性毛发的分布有男性化的倾向，会出现胡须、胸毛，肛门、四肢的毛发增多，阴毛粗、浓和黑。

（四）不孕

激素紊乱或卵巢功能不全引起的无排卵都有可能引起女性卵巢性不孕，另外卵子质量差或孕激素缺乏会使女性子宫内膜生长不良，影响到受精卵的着床，引起不孕。

六、治疗

（一）绝经激素治疗（menopausal hormone therapy，MHT）

POI患者除闭经外，只有少数人出现类似围绝经期症状，故常不被重视，也不接受治疗，但长期处于低雌激素状态下，年轻妇女会发生子宫萎缩，阴道分泌物减少，性交痛，甚至长期缺钙以致骨质疏松，所以应及时补充雌激素。对于有可能恢复卵巢功能且期望生育者也可加用促排卵药物。

（二）免疫治疗

查明有抗体因素存在者可行免疫治疗。注射免疫疫苗已经成为一种较可靠的治疗手段。

（三）手术治疗

（1）对于因卵巢血管因素导致卵巢营养缺失而发生POI的患者应早诊断，早治疗，在卵巢功能彻底丧失前，尽早行血管搭桥手术，将卵巢动脉与肠系膜下动脉或肾动脉等吻合，恢复卵巢血管供应，使卵巢再现生机。

（2）对于已处于POI晚期或由于各种原因导致卵巢缺如者，卵巢移植已成为很成功的一种治疗手段，借助他人的一小部分卵巢即可完成女性生理功能。

（四）促卵疗法

针对因内分泌失调导致排卵障碍、月经不调而引起的女性不孕，专家将传统医学之精华与高科技的现代西医技术融会贯通，经过潜心研究与临床实践，采用中药三期促卵疗法，效果显著，该疗法是根据女性月经这一特殊的生理现象，将治疗周期分为月经前期、月经中期、月经后期，针对月经周期各个不同阶段的生理变化而制定相应的治疗方案，达到促卵、排卵、受孕的目的。在具体实践中，根据月经周期、子宫内膜、卵巢的不同变化又分为卵泡期、排卵期、黄体期、月经期，根据各期的生理变化分阶段用药，将中医的辨证和西医的辨病结合，以中药治疗为主，进行个性化治疗。

（五）食疗法

1.首乌山楂汤

何首乌10 g、山楂10 g、玉竹10 g、粳米20 g。月经后血海空虚，此方可以滋补肾阴、补血调经，经期后食用比较合适。

2.荷叶薏米粥

荷叶10 g、薏苡仁15 g、陈皮10 g、粳米15 g。先煮薏苡仁、陈皮、粳米，煮熟后再放荷叶，煮出荷叶的清香味时即可食用，不宜煮太长时间。此方可以清热利湿。

3.十全大补汤

猪骨500 g，党参、茯苓、白芍、黄芪、白术各10 g，肉桂3 g，熟地黄、当归各15 g，炙甘草、川芎各6 g，姜30 g，葱、花椒、料酒各适量。以上材料煮汤食用，此方可益气补血，适用于常感疲劳乏力者。

4.灵芝猪蹄汤

灵芝15 g，猪蹄1只，料酒、精盐、味精、葱段、姜片适量。此汤有利于抗衰老、抗肿瘤，增加免疫力、养颜美容。

5.鲜奶粳米粥

粳米100 g、鲜奶250 mL煮粥食用。牛奶含优质蛋白，粳米性平，不温不寒，生津益胃，有利于保护胃黏膜，适于喝牛奶后有腹痛、腹泻等不适症状的女性。

七、影响

（一）促使皮肤衰老

肌肤干燥、暗淡无光，皱纹滋生，各类斑点生成；皮脂腺分泌旺盛，毛孔粗大。

（二）致使女性体形改变

诸多部位脂肪堆积，形成局部肥胖。胸部脂肪流向背部、手臂、两肋，导致乳房变形、下垂外扩、松弛萎缩。

（三）对女性健康埋下隐患

降低女性生理代谢、内分泌紊乱、围绝经期提前，形成痛经、月经不规则、骨质疏松等疾病。

第二章　妇科炎症

第一节　外阴及阴道炎症

外阴及阴道炎症是妇科最常见的疾病。外阴及阴道炎症可单独存在，也可同时存在。

一、概述

（一）阴道自净作用

生理情况下，雌激素使阴道上皮增生变厚并富含糖原，增加对病原体的抵抗力，糖原在阴道乳杆菌的作用下分解为乳酸，维持阴道正常的酸性环境（pH≤4.5，多在3.8～4.4），使适应弱碱性环境中的病原体受到抑制，称为阴道自净作用。

1.阴道正常菌群

正常阴道内有病原体寄居形成阴道正常菌群，正常阴道中以产生过氧化氢（H_2O_2）的乳杆菌占优势。一方面，乳杆菌分解糖原，使阴道处于酸性环境；另一方面，产生的H_2O_2及其他抗微生物因子可抑制或杀灭其他细菌包括厌氧菌，在维持阴道正常菌群中起关键作用。

2.阴道生态系统及影响阴道生态平衡的因素

虽然正常情况下，阴道内有多种细菌存在，但阴道与这些菌群之间形成生态平衡，故并不致病，阴道环境影响菌群，菌群也影响阴道环境。阴道生态平衡一旦被打破或有外源病原体侵入，即可导致炎症发生。体内雌激素水平、频繁性交、阴道灌洗等均可改变阴道pH，进而影响阴道生态平衡。雌激素水平低，阴道上皮糖原含量下降，阴道pH升高；性交后阴道pH可上升至7.2并维持6~8小时；阴道灌洗，尤其是用中性或碱性灌洗液灌洗，可中和阴道分泌物，使阴道pH上升，不利于乳杆菌生长。阴道菌群的变化也可影响阴道生态平衡，如长期应用抗生素抑制乳杆菌生长，从而使致病菌成为优势菌。其他因素如阴道异物也可改变阴道生态平衡，引起炎症。

（二）阴道分泌物

正常妇女有一定量的阴道分泌物，分泌物清亮，透明或乳白色，无味，不引起外阴刺激症状，除外阴阴道炎外，宫颈炎症、盆腔炎症等疾病也可导致阴道分泌物增多。因此，阴道分泌物异常者应做全面的妇科检查。

外阴及阴道炎症的共同特点是阴道分泌物增加及外阴瘙痒，但因病原体不同，分泌物特点、性质及瘙痒轻重也不同。在进行妇科检查时，应注意阴道分泌物的颜色、气味及pH。应取阴道上、中1/3侧壁分泌物做pH测定及病原体检查。

二、非特异性外阴炎

（一）病因

外阴与尿道、肛门位置接近，经常受到经血、阴道分泌物、尿液、粪便的刺激，若不注意皮肤清洁，易引起外阴炎；糖尿病患者糖尿的刺激、粪瘘患者粪便的刺激，以及尿瘘患者尿液的长期浸渍等也可引起外阴炎；此外，穿紧身化纤内裤导致局部通透性差、局部潮湿，以及经期使用卫生巾的刺激，亦可引起非特异性外阴炎（non-specific vulvitis）。

（二）临床表现

外阴皮肤瘙痒、疼痛、有烧灼感，于活动、性交、排尿及排便时加重。

检查见局部充血、肿胀、糜烂，常有抓痕，严重者形成溃疡或湿疹。慢性炎症可使皮肤增厚、粗糙、皲裂，甚至产生苔藓样变。

（三）治疗

1.病因治疗

积极寻找病因，去除可能的发病因素，若发现糖尿病应及时治疗，若有尿瘘或粪瘘应及时行修补术。

2.局部治疗

可用0.1%聚维酮碘或1∶5 000高锰酸钾液坐浴，每日2次，每次15～30分钟。坐浴后擦涂抗生素软膏等。此外，可选用中药水煎熏洗外阴部，每日1～2次。急性期还可选用微波或红外线局部物理治疗。

三、前庭大腺炎

病原体侵入前庭大腺引起炎症，称前庭大腺炎（bartholinitis）。因前庭大腺解剖部位的特点，其位于两侧大阴唇后1/3深部，腺管开口于处女膜与小阴唇之间，在性交、分娩等其他情况污染外阴部时，易发生炎症。此病育龄妇女多见，幼女及绝经后妇女少见。

（一）病原体

主要病原体为葡萄球菌、大肠埃希菌、链球菌、肠球菌。随着性传播感染发病率的增加，淋病奈瑟球菌及沙眼衣原体已成为常见病原体。急性炎症发作时，病原体率先侵犯腺管，腺管呈急性化脓性炎症，腺管开口往往因肿胀或渗出物凝聚而阻塞，脓液不能外流，积存而形成脓肿，称前庭大腺脓肿（abscess of bartholin gland）。

（二）临床表现

炎症多发生于一侧。初起时多为前庭大腺导管炎，表现为局部肿胀、疼痛、灼热感、行走不便，有时会致大小便困难。检查见局部皮肤红肿、发热、压痛明显，有时患侧前庭大腺开口处可见白色小点。当脓肿形成时，疼痛加剧，脓肿直径可为3～6 cm，局部可触及波动感。部分患者出现发热等全身症状，腹股沟淋巴结可呈不同程度增大。当脓肿内压力增大时，表面皮肤变薄，脓肿自行破溃。若破孔大，可自行引流，炎症较快消退、痊愈；若破孔小，引流不畅，则炎症持续不消退，并可反复急性发作。

（三）治疗

急性炎症发作时，需要卧床休息，局部保持清洁。可取前庭大腺开口处分泌物做细菌培养，确定病原体。根据病原体选用口服或肌内注射抗生素。此外，可选用清热、解毒中药局部热敷或坐浴。脓肿形成后，可切开引流并做造口术，因单纯切开引流只能暂时缓解症状，所以切口闭合后，仍可形成囊肿或反复感染。

四、前庭大腺囊肿

（一）病因

前庭大腺囊肿（bartholin cyst）系因前庭大腺管开口部阻塞，分泌物积聚于腺腔而形成。

前庭大腺管阻塞的原因：①前庭大腺脓肿消退后，腺管阻塞，脓液吸收后由黏液分泌物所代替。②先天性腺管狭窄或腺腔内黏液浓稠，分泌物排出不畅，导致囊肿形成。③前庭大腺管损伤，如分娩时会阴与阴道裂伤后瘢痕阻塞腺管口，或会阴侧切术损伤腺管。前庭大腺囊肿可继发感染，造成脓肿反复发作。

（二）临床表现

前庭大腺囊肿多由小逐渐增大，有些可持续数年不变。若囊肿小且无感染，患者可无自觉症状，往往于妇科检查时被发现；若囊肿大，患者可有外阴坠胀感或有性交不适。检查见囊肿多呈椭圆形，大小不等，囊肿多为单侧，也可为双侧。

（三）治疗

行前庭大腺囊肿造口术取代以前的囊肿剥除术，造口术方法简单，损伤小，术后还能保留腺体功能。近年采用二氧化碳激光或电刀做囊肿造口术效果良好，术中出血少，无须缝合，术后不用抗生素，局部无瘢痕形成，并可保留腺体功能。

（四）健康教育

1.卧床休息及半卧床的重要性

卧床休息及半卧床有利于脓液聚积于直肠子宫陷凹，使炎症局限；有利于后期恢复。

2.患者局部热敷及坐浴的方法和注意事项

用1∶5 000高锰酸钾液坐浴，每天1~2次，注意浓度准确，温度40℃左右，时间20~30分钟。

3.饮食指导

进高蛋白、高维生素、易消化食物。

五、滴虫性阴道炎

滴虫性阴道炎（trichomonas vaginitis）由阴道毛滴虫引起，是常见的阴道炎。阴道毛滴虫适宜在温度25~40 ℃、pH为5.2~6.6的潮湿环境中生长，在pH为5以下或7.5以上的环境中不生长。月经前后阴道pH发生变化，经后接近中性，故隐藏在腺体及阴道皱襞中的滴虫于月经前、后常得以繁殖，引起炎症发作。滴虫能消耗或吞噬阴道上皮细胞内的糖原，阻碍乳酸生成，使阴道pH升高。滴虫性阴道炎患者的阴道pH一般在5~6.5，多数>6。滴虫不仅寄生于阴道，还常侵入尿道或尿道旁腺，甚至膀胱、肾盂，以及男方的包皮皱褶、尿道或前列腺中。

滴虫性阴道炎属性传播感染，与沙眼衣原体感染、淋病奈瑟球菌感染、盆腔炎性疾病、宫颈上皮内瘤变、人类免疫缺陷病毒（human immunodeficiency virus，HIV）感染，以及早产、胎膜早破、低体重儿存在相关性。

（一）传播方式

1.直接传播

成年人滴虫性阴道炎90%由性交传播。男性感染滴虫后常无症状，易成为感染源。

2.间接传播

间接传播较少见，是幼女阴道毛滴虫感染的主要原因。经公共浴池、浴盆、浴巾、游泳池、坐式便器、衣物、污染的器械及敷料等传播。

（二）临床表现

潜伏期为4～28天。25%～50%的患者感染初期无症状，症状有无及症状轻重取决于局部免疫因素、滴虫数量多少及毒力强弱。

主要症状是阴道分泌物的增多及外阴瘙痒，间或有灼热、疼痛、性交痛等。分泌物的典型特点为稀薄脓性、黄绿色、泡沫状、有臭味。分泌物特点因炎症轻重及有无合并感染而不同。分泌物呈脓性是因分泌物中含有白细胞，若合并其他感染则呈黄绿色；呈泡沫状、有臭味是因滴虫无氧糖酵解，产生腐臭气体。瘙痒部位主要为阴道口及外阴。若尿道口有感染，可有尿频、尿痛，有时可见血尿。阴道毛滴虫能吞噬精子，并能阻碍乳酸生成，影响精子在阴道内存活，可致不孕。

检查见阴道黏膜充血，严重者有散在出血点，甚至宫颈有出血斑点，形成"草莓样"宫颈，后穹隆有大量白带，呈灰黄色、黄白色稀薄液体或黄绿色脓性分泌物，常呈泡沫状。带虫者阴道黏膜无异常改变。

（三）诊断

典型病例容易诊断，若在阴道分泌物中找到滴虫即可确诊。最简便的方法是生理盐水悬滴法，显微镜下见到呈波状运动的滴虫及增多的白细胞。在有症状的患者中，阳性率为80%～90%。对可疑患者，若多次悬滴法未能发现滴虫，可送培养，准确性在98%左右。取分泌物前24～48小时避免性交、阴道灌洗或局部用药，取分泌物时窥器不涂润滑剂，分泌物取出后应及时送检并注意保暖，否则滴虫活动力减弱，造成辨认困难。目前聚合酶链反应（polymerase chain reaction，PCR）可用于滴虫的诊断，敏感性及特异性均与培养法相似，但较培养方法简单。

（四）治疗

硝基咪唑类药物是主要用于治疗滴虫阴道炎的药物，滴虫阴道炎经常合并其他部位的滴虫感染，故不推荐局部用药。主要治疗药物为甲硝唑。

1.推荐方案

全身用药：甲硝唑，2 g，单次口服；或替硝唑，2 g，单次口服。

2.替代方案

全身用药：甲硝唑，400 mg，口服，2次/天，共7天。

对于不能耐受口服药物或不适宜全身用药者，可选择阴道局部用药，但疗效低于口服用药。

3.性伴侣的治疗

滴虫性阴道炎主要经性行为传播，性伴侣应同时进行治疗，治疗期间避免无保护性交。

4.治疗后随诊

治疗后无临床症状及初始无症状者不需要随访。

5.妊娠期滴虫性阴道炎的处理

对妊娠期滴虫性阴道炎进行治疗，可缓解阴道分泌物增多症状，防止新生儿呼吸道和生殖道感染，阻止阴道毛滴虫的进一步传播，但临床中应权衡利弊，知情选择。治疗可选择甲硝唑，400 mg，口服，2次/天，共7天。

六、念珠菌性外阴阴道炎

念珠菌性外阴阴道炎（candidal vulvovaginitis）是一种由念珠菌引起的机会性真菌感染，是常见的妇产科感染性疾病，占微生物所致阴道炎的1/4～1/3。

（一）病原体及诱发因素

80%～90%的念珠菌性外阴阴道炎由白念珠菌引起，少数由非白念珠菌（如光滑念珠菌、近平滑念珠菌及热带念珠菌等）引起。有研究认为，近年来非白念珠菌引起的念珠菌性外阴阴道炎有上升的趋势。酸性环境适宜假丝酵母菌的生长，假丝酵母菌感染的阴道pH多在4.0～4.7，通常＜4.5。

白念珠菌为双相菌，有酵母相和菌丝相，酵母相为芽生孢子，在无症状寄居及传播中起作用；菌丝相为芽生孢子伸长成假菌丝，侵袭组织能力加强。念珠菌对热的抵抗力不强，加热至60 ℃后1小时即死亡；但对干燥、日光、紫外线及化学制剂等抵抗力较强。

白念珠菌为机会致病菌，10%～20%非孕妇女及30%孕妇阴道中有此菌寄生，但菌量极少，呈酵母相，并不引起症状。只有在全身及阴道局部细胞免疫力下降，念珠菌大量繁殖，并转变为菌丝相，才出现症状

念珠菌性外阴阴道炎是一种内源性疾病，念珠菌是人阴道内20多种微生物中的一种，在10%的正常女性阴道和30%的妊娠女性阴道内可以存在且不致病，我们称之为定植。在女性阴道内，占优势的乳杆菌对维持阴道正常菌群及阴道的自净作用起关键作用，同时它分泌的一些物质（如硬脂酸）可以抑制念珠菌由孢子相转为菌丝相，从而减少其繁殖的机会。任何原因造成的乳杆菌减少或消失，都可以给念珠菌提供繁殖的能源和条件。常见发病诱因主要有以下几种。

1.妊娠

妊娠时，机体免疫力下降，性激素水平高，阴道组织内糖原增加，酸度增高，有利于念珠菌生长，雌激素还有促进假菌丝形成的作用。

2.糖尿病

糖尿病患者机体免疫力下降，阴道内糖原增加，适合念珠菌繁殖。

3.大量应用免疫抑制剂

大量应用免疫抑制剂，使机体抵抗力降低。

4.长期应用广谱抗生素

长期应用广谱抗生素改变了阴道内病原体之间的相互制约关系。

5.其他诱因

胃肠道念珠菌、穿紧身化纤内裤及肥胖，后者可使会阴局部温度及湿度增加，念珠菌易于繁殖，引起感染。

（二）传染途径

主要为内源性传染，念珠菌除了作为机会致病菌寄生于阴道，也可寄生于人的口腔、肠道，一旦条件适宜，可引起感染。部分患者可通过性交直接传染或通过接触感染的衣物间接传染。

（三）临床表现

主要表现为外阴瘙痒、灼痛，严重时坐卧不宁，异常痛苦，还可伴有尿频、尿痛及性交痛。部分患者阴道分泌物增多，分泌物由脱落上皮细胞、菌丝体、酵母菌、假菌丝体组成，其特征是白色稠厚呈凝乳或豆腐渣样。若为外阴炎，妇科检查外阴可见地图样红斑，即在界线清楚的大红斑周围有小的卫星病灶，另可见外阴水肿，常伴有抓痕。若为阴道炎，阴道黏膜可见水肿、红斑，小阴唇内侧及阴道黏膜上附有白色块状物，擦除后露出红肿黏膜面，急性期还可能见到糜烂及浅表溃疡。

（四）诊断

典型病例不难诊断。若在分泌物中观察到白念珠菌即可确诊。

1.悬滴法

取少许凝乳状分泌物，放于盛有10%氢氧化钾的玻片上，混匀后在显微镜下找到芽孢和假菌丝。由于10%氢氧化钾可溶解其他细胞成分，使念珠菌检出率提高，阳性率为70%～80%，高于生理盐水30%～50%。

2.涂片法

取少许凝乳状分泌物，均匀涂在玻片上，革兰氏染色后在显微镜下找到芽孢和假菌丝。菌丝阳性率为70%～80%。

3.培养法

若有症状而多次涂片检查为阴性，或为顽固病例，为确诊是否为非白念珠菌感染，可采用培养法，应同时进行药物敏感试验。

pH测定具有重要鉴别意义，若pH＜4.5，可能为单纯念珠菌感染，若pH＞4.5，并且涂片中有大量白细胞，可能存在混合感染。

（五）治疗

消除诱因，根据患者情况选择局部或全身应用抗真菌药物。

1.消除诱因

消除诱因是减少或防止复发的关键。若有糖尿病，患者应积极治疗，及时停用广谱抗生素、雌激素及类固醇皮质激素。

2.局部用药

可选用下列药物放于阴道内：①咪康唑栓剂，每晚200 mg，连用7天；或每晚400 mg，连用3天；或1200 mg，单次应用。②克霉唑栓剂，每晚100 mg，塞入阴道深部，连用7天；或500 mg，单次用药。③制霉菌素栓剂，每晚10万U，连用10～14天。

局部用药前，是否行阴道冲洗及用何种液体冲洗，目前观点尚不一致。多数国内学者认为，急性期阴道冲洗可减少分泌物并减轻瘙痒症状。临床多用2%～4%硼酸溶液冲洗阴道，帮助阴道恢复弱酸性环境。

3.全身用药

症状严重者、经局部治疗未愈者、不能耐受局部用药者、未婚妇女及不愿采用局部用药者均可选用口服药物。首选药物：氟康唑150 mg，顿服。也可选用伊曲康唑每次200 mg，每日2次，仅用1天。

4.复发性念珠菌性外阴阴道炎（recurrent candidal vulvovaginitis）的治疗

由于念珠菌性外阴阴道炎容易在月经前后复发，故治疗后应在月经前后复查阴道分泌物。若患者经治疗临床症状及体征消失，真菌学检查阴性后又出现真菌学证实的症状称为复发，若1年内发作4次或以上，称为复发性念珠菌性外阴阴道炎。

念珠菌性外阴阴道炎经治疗后5%～10%的患者会复发，部分病例有诱发因素，但大部分患者的复发机制不明。对复发病例应检查并消除诱因，并应检查是否合并其他感染性疾病，如艾滋病（acquired immunodeficiency syndrome，AIDS）、滴虫性阴道炎、细菌性阴道病（bacterial vaginosis，BV）等。

应根据药物敏感试验结果及患者个人情况，选择抗真菌药物，原则是先采用长疗程的强化治疗后，复查有效者开始长达半年的低剂量巩固治疗。

5.性伴侣治疗

约15%的男性与女性患者接触后患有龟头炎，对有症状的男性应进行念珠菌检查及治疗，预防女性重复感染。

6.妊娠期念珠菌性外阴阴道炎的处理

妊娠期念珠菌性外阴阴道炎感染率为9.4%～18.5%，可引起新生儿真菌感染。无症状者不需要治疗，出现外阴瘙痒、白带增多时应治疗。妊娠期念珠菌性外阴阴道炎的治疗以阴道用药为主，可选用克霉唑或制霉菌素等。

七、细菌性阴道病

细菌性阴道病是以阴道乳杆菌减少或消失，相关微生物增多为特征的临床症候群。与盆腔炎、不孕、不育、流产、妇科和产科手术后感染、早产、胎膜早破、新生儿感染和产褥感染等的发生有关。

（一）病因

与BV发病相关的微生物包括阴道加德纳菌、普雷沃菌属、动弯杆菌、拟杆菌、消化链球菌、阴道阿托普菌和人型支原体等。

正常阴道内以产生H_2O_2的乳杆菌占优势。细菌性阴道病时，阴道内产生H_2O_2的乳杆菌减少而其他细菌大量繁殖，其中以厌氧菌居多，厌氧菌数量可增加100～1 000倍。厌氧菌繁殖的同时可产生胺类物质（尸胺、腐胺、三甲胺），使阴道分泌物增多并有臭味。

促使阴道菌群发生变化的原因仍不清楚，推测可能与多个性伴侣、频繁性交或阴道灌洗使阴道碱化有关。

（二）临床表现

大约半数BV患者无临床症状，有症状者可表现为白带增多伴腥臭味，体检见外阴阴道黏膜无明显充血等炎性反应，阴道分泌物呈灰白色，均匀一致，稀薄，常黏附于阴道壁，但黏度很低，容易将分泌物从阴道壁拭去。

（三）诊断

下列4项中有3项阳性即可临床诊断为细菌性阴道病，其中线索细胞阳性必备。

（1）匀质、稀薄、白色的阴道分泌物。

（2）阴道pH＞4.5（pH通常为4.7～5.7，多为5.0～5.5）。

（3）胺试验（whiff test）阳性。

取阴道分泌物少许放在玻片上，加入10%氢氧化钾溶液1～2滴，产生一种烂鱼肉样腥臭气味，这是由于胺遇碱释放氨所致。

（4）线索细胞（clue cell）阳性。

取少许分泌物放在玻片上，加1滴生理盐水混合，高倍显微镜下寻找线索细胞，严重病例的线索细胞可达20%，但几乎无白细胞。线索细胞即阴道脱落的表层细胞，于细胞边缘贴附颗粒状物即各种厌氧菌，尤其是加德纳菌，细胞边缘不清。此外，有条件者可采用阴道涂片nugent评分诊断。

本病应与其他阴道炎相鉴别（表2-1）。

表2-1　细菌性阴道病与其他阴道炎的鉴别诊断

	细菌性阴道病	念珠菌性外阴阴道炎	滴虫性阴道炎
症状	分泌物增多，无或轻度瘙痒	分泌物增多，重度瘙痒	烧灼感，轻度瘙痒
阴道分泌物特点	白色，匀质，腥臭味	白色，豆腐渣样	稀薄、脓性，泡沫状
阴道黏膜	正常	水肿、红斑	散在出血点
胺试验	阳性	阴性	阴性
显微镜检查	线索细胞，极少白细胞	芽孢及假菌丝，少量白细胞	阴道毛滴虫，多量白细胞
阴道pH	>4.5（4.7~5.7）	<4.5	>5（5~6.5）

（四）治疗

选用抗厌氧菌药物，主要有甲硝唑、克林霉素。

1.治疗适应证

有症状患者、妇科和产科手术前患者、无症状孕妇。

2.具体方案

（1）首选方案：甲硝唑400 mg，口服，每日2次，共7天；或甲硝唑阴道栓（片）200 mg，每日1次，共5~7天；或2%克林霉素膏（5g），阴道上药，每晚1次，共7天。

（2）替换方案：克林霉素300 mg，口服，每日2次，共7天。

可选用恢复阴道正常菌群的制剂。

应用甲硝唑期间及停药24小时之内禁止饮酒。

3.性伴侣的治疗

本病虽与有多个性伴侣有关，但对性伴侣给予治疗并未改善治疗效果及降低其复发率。因此，性伴侣不需要常规治疗。

4.妊娠期细菌性阴道病的治疗

本病与不良妊娠结局有关，因此应在妊娠中期进行细菌性阴道病的筛查，任何有症状的细菌性阴道病孕妇及无症状的高危孕妇（有胎膜早破、早产史）均需要治疗。妊娠期应用甲硝唑需要采用知情选择原则。

（1）首选方案：甲硝唑400 mg，口服，每日2次，共7天。

（2）替换方案：克林霉素300 mg，口服，每日2次，共7天。

八、老年性阴道炎

老年性阴道炎（senile vaginitis）见于自然绝经及卵巢去势后的妇女，因卵巢功能衰退，雌激素水平降低，阴道壁萎缩，黏膜变薄，上皮细胞内糖原含量减少，阴道内pH增高，局部抵抗力降低，致病菌容易入侵、繁殖，引起炎症。

（一）临床表现

主要症状为阴道分泌物增多及外阴瘙痒、灼热感。阴道分泌物稀薄，呈淡黄色，严重者呈脓血性白带，可伴有性交痛。检查见阴道呈老年性改变，上皮萎缩、菲薄，皱襞消失，上皮变平滑。阴道黏膜充血，有小出血点，有时见浅表溃疡。

（二）诊断

根据年龄及临床表现，诊断一般不难，但应排除其他疾病才能诊断。应取阴道分泌物检查，显微镜下见大量基底层细胞及白细胞而无滴虫及念珠菌。应注意查找造成老年性阴道炎的致病微生物，多为需氧菌和厌氧菌感染引起。

对有血性白带者，应与子宫恶性肿瘤相鉴别。对阴道壁肉芽组织及溃疡需要与阴道癌相鉴别，可行局部活组织检查。

（三）治疗

治疗原则为增加阴道抵抗力及抑制病原微生物生长。

1.增加阴道抵抗力

给予雌激素制剂，可局部给药，也可全身给药。

2.抑制微生物生长

用1%乳酸或0.5%醋酸液冲洗阴道，每日1次，增加阴道酸度，抑制细菌生长繁殖。阴道冲洗后，应用抗生素如甲硝唑200 mg或诺氟沙星100 mg，放于阴道深部，每日1次，7～10天为1个疗程。

九、婴幼儿外阴阴道炎

婴幼儿外阴阴道炎（infantile vaginitis）常见于5岁以下幼女，多与外阴炎并存。

（一）病因

1.婴幼儿解剖特点

幼女外阴发育差，不能遮盖尿道口及阴道前庭，细菌容易侵入。

2.婴幼儿的阴道环境

新生儿出生数小时后，阴道内即可检测出细菌，由于受母亲及胎盘雌激素的影响，阴道上皮内富含糖原，阴道pH低，为4～4.5。此时，阴道内优势菌群为乳杆菌。出生后2～3周，雌激素水平下降，阴道上皮逐渐变薄，糖原减少，pH上升至6～8，乳杆菌不再为优势菌，易受其他细菌感染。

3.婴幼儿卫生习惯不良

外阴不洁、大便污染、外阴损伤或蛲虫感染均可引起炎症。

4.阴道误放异物

婴幼儿好奇，在阴道内放置橡皮、纽扣、果核、发卡等异物，造成继发感染。

（二）病原体

常见病原体有大肠埃希菌及葡萄球菌、链球菌等，其他有淋病奈瑟球菌、阴道毛滴虫、念珠菌等。病原体常通过患病母亲或保育员的手、衣物、毛巾、浴盆等间接传播。

（三）临床表现

主要症状为阴道分泌物增多，呈脓性。临床上多由母亲发现婴幼儿内裤上有脓性分泌物而就诊。大量分泌物刺激引起外阴痛痒，因此患儿哭闹、烦躁不安或用手搔抓外阴。部分患儿伴有泌尿系统感染，出现尿急、尿频、尿痛。若有小阴唇粘连，则排尿时尿流变细或分道。

检查可见外阴、阴蒂、尿道口、阴道口黏膜充血、水肿，有脓性分泌物自阴道口流出。病变严重者，外阴表面可见溃疡，小阴唇可发生粘连，粘连的小阴唇有时遮盖阴道口及尿道口。在检查时，还应做肛诊排除阴道异物及肿瘤。对有小阴唇粘连者，应注意与外生殖器畸形鉴别。

（四）诊断

婴幼儿语言表达能力差，采集病史常需要详细询问女孩母亲，同时询问母亲有无阴道炎病史，结合症状及查体所见，通常可做出初步诊断。用细棉拭子或吸管取阴道分泌物找阴道毛滴虫、念珠菌或涂片染色做病原学检查，以明确病原体，必要时做细菌培养。

（五）治疗

（1）保持外阴清洁、干燥，减少摩擦。

（2）针对病原体选择相应口服抗生素治疗，或用吸管将抗生素溶液滴入阴道。

（3）对症处理有蛲虫者，给予驱虫治疗；若阴道有异物，应及时取出；小阴唇粘连者外涂雌激素软膏后，多可松解，严重者应分离粘连，并涂抗生素软膏。

第二节　宫颈炎症

一、急性宫颈炎

急性宫颈炎（acute cervicitis）多见于不洁性交后，产后、剖宫产后引起的宫颈损伤，人工流产术时，一些宫颈手术时，扩张宫颈的损伤或穿孔，以及诊断性刮宫时，宫颈或宫体的损伤等，病原体进入损伤部位而发生的感染，如产褥感染，感染性流产等。此外，医护人员不慎在产道内遗留纱布，以及不适当地使用高浓度的酸性或碱性药液冲洗阴道等均可引起急性宫颈炎。

（一）病原体

最常见的病原体为淋球菌及沙眼衣原体，淋球菌感染时，45%～60%常合并沙眼衣原体感染，其次为一般化脓菌，如葡萄球菌、链球菌、大肠杆菌，以及阴道毛滴虫、念珠菌、阿米巴等。淋球菌及沙眼衣原体可累及宫颈黏膜的腺体，沿黏膜表面扩散的浅层感染。其他病原体与淋球菌不同，侵入宫颈较深，可通过淋巴管引起急性盆腔结缔组织炎，致病情严重。

（二）病理

急性宫颈炎的病理变化可见宫颈红肿，颈管黏膜水肿，组织学表现可见血管充血，宫颈黏膜及黏膜下组织、腺体周围见大量嗜中性粒细胞浸润，腺腔内见脓性分泌物，这种分泌物可由子宫口流出。

（三）临床表现

淋球菌宫颈炎和沙眼衣原体性宫颈炎主要侵犯宫颈管内黏膜腺体的柱状上皮，如直接向上蔓延则可导致上生殖道黏膜感染。一般化脓菌则侵入宫颈组织较深，并可沿两侧宫颈淋巴管向上蔓延，导致盆腔结缔组织炎。淋菌性或一般化脓菌性宫颈炎表现为脓性或脓血性白带增多，下腹坠痛、腰背痛、性交疼痛和尿路刺激症状，体温可轻微升高。如感染沿宫颈淋巴管向周围扩散，则可引起宫颈上皮脱落，甚至形成溃疡。本病常与阴道炎症同时发生，也可同时发生急性子宫内膜炎。

妇科检查见宫颈充血、红肿，颈管黏膜水肿，宫颈黏膜外翻，宫颈触痛，脓性分泌物从子宫颈管内流出，特别是淋菌性宫颈炎时，尿道、尿道旁腺、前庭大腺亦可同时感染而有脓液排出。沙眼衣原体性宫颈炎则症状不典型或无症状，有症状者表现为宫颈分泌物增多，点滴状出血或尿路刺激症状，妇科检查宫颈口可见黏液脓性分泌物。

（四）诊断

根据病史、症状及妇科检查，诊断急性宫颈炎并不困难，关键是确定病原体。疑为淋球菌感染时，应取子宫颈管内分泌物做涂片检查（敏感性为50%～70%）或细菌培养（敏感性为80%～90%），对培养可疑的菌落，可采用单克隆抗体免疫荧光法检测。检测沙眼衣原体感染时，可取子宫颈管分泌物涂片染色找细胞质内包涵体，但敏感性不高，培养法技术要求高，费时长，难以推广，目前推荐的方法是直接免疫荧光法或酶免疫法，敏感性在89%～98%。注意诊断时要考虑是否合并急性子宫内膜炎和盆腔炎。

（五）治疗

以全身治疗为主，抗生素选择、给药途径、剂量和疗程则根据病原体和病情严重程度决定。目前，淋菌性宫颈炎推荐的首选药物为头孢曲松，备用药物有大观霉素、青霉素、氧氟沙星、左氧氟沙星、依诺沙星等，治疗时需要同时加服多西环素（强力霉素）。沙眼衣原体性宫颈炎推荐的首选药物为阿奇霉素或多西环素，备用药物有米诺环素、氧氟沙星等。一般化脓菌感染最好根据药敏试验进行治疗。念珠菌和滴虫宫颈炎参见阴道炎的治疗方法。急性宫颈炎的治疗应力求彻底，以免形成慢性宫颈炎。

二、慢性宫颈炎

慢性宫颈炎（chronic cervicitis）多由急性宫颈炎转变而来，往往是急性宫颈炎治疗不彻底，病原体隐居于宫颈黏膜内形成慢性炎症。急性宫颈炎容易转为慢性的原因主要是宫颈黏膜皱褶较多，腺体呈葡萄状，病原体侵入腺体深处后极难根除，导致病程反复、迁延不愈。阴道分娩、流产或手术损伤宫颈后，继发感染亦可表现为慢性过程。此外，不洁性生活、雌激素水平下降、阴道异物（如子宫托）均可引起慢性宫颈炎。其病原体一般为葡萄球菌、链球菌、沙眼衣原体、淋球菌、厌氧菌等。也有患者不表现急性症状，直接发生慢性宫颈炎。

（一）病理

慢性宫颈炎表现为宫颈柱状上皮异位（columnar ectopy）、宫颈息肉（cervical polyp）、宫颈黏膜炎（endocervicitis）、子宫颈腺囊肿（naboth cyst）、宫颈肥大（cervical hypertrophy）及宫颈外翻（cervical eatropion）。

1.宫颈柱状上皮异位

宫颈柱状上皮异位是慢性宫颈炎的一种形式，宫颈柱状上皮异位形成的原因有3种。

（1）先天性糜烂：指女性胎儿在生殖系统发育时受母体性激素影响，导致鳞、柱交界向外迁移，宫颈外口为柱状上皮覆盖。正常时新生儿出生后糜烂仅存在较短时间，当来自母体的雌激素水平下降后即逐渐自然消退，但亦有个别患者糜烂长期持续存在，先天性糜烂的宫颈形状往往是正常或稍大，不甚整齐，宫颈口多为裂开。

（2）后天性糜烂：指宫颈管内膜柱状上皮向阴道方向增生，超越宫颈外口所致的糜烂，仅发生于卵巢功能旺盛的妊娠期，产后可自行消退。患者虽诉白带增多，但为清澈的黏液，病理检查在柱状上皮下没有炎症细胞浸润，仅见少数淋巴细胞，后天性糜烂的宫颈往往偏大，宫颈口正常或横裂，或为不整齐的破裂。糜烂面周围的境界与正常宫颈上皮的界线清楚，甚至可看到交界线呈现一道凹入的线沟，有的糜烂可见到毛细血管浮现在表面上，表现为局部慢性充血。

（3）炎症性糜烂：是慢性宫颈炎最常见的病理改变，宫颈阴道部的鳞状上皮被宫颈管柱状上皮所替代，其外表呈红色，因为不是真正的糜烂，故称假性糜烂，光镜下可见黏膜下有多核白细胞及淋巴细胞浸润，间质则有小圆形细胞和浆细胞浸润，黏膜下结缔组织的浅层为炎性细胞浸润的主要场所，宫颈的纤维组织增生。宫颈管黏膜也有增生，突出宫颈口外形成息肉状。

根据糜烂表面可分为几种不同类型：①单纯型，此型糜烂面的表面系一片红色光滑面，糜烂较浅，有一层柱状上皮覆盖。②颗粒型，此型的糜烂面的组织增生，形成颗粒状。③乳头型，糜烂组织增生更明显，形成一团成乳头状。

根据糜烂区所占宫颈的比例可分3度：①轻度糜烂，系糜烂面积占整个宫颈面积的1/3以内。②中度糜烂，系糜烂面积占整个宫颈的1/3~2/3。③重度糜烂，系糜烂面积占整个宫颈的2/3以上。

此外，在幼女及未婚妇女有时见宫颈红色，细颗粒状，形似糜烂，但无炎症，是颈管柱状上皮外移，不应称为糜烂。

宫颈柱状上皮异位在其修复的过程中，柱状上皮下的基底细胞（储备细胞）增生，最后分化为鳞状上皮，邻近的鳞状上皮也可向糜烂面的柱状上皮生长，逐渐将腺上皮推移，最后完全由鳞状上皮覆盖而痊愈。糜烂的愈合呈片状分布，新生的鳞状上皮生长于炎性糜烂组织的基础上，故表层细胞极易因脱落而变薄，稍受刺激又可恢复糜烂。因此，愈合和炎症的扩展交替发生，不容易被彻底治愈。这种过程受到卵巢内分泌、感染、损伤及酸碱度的影响。两种上皮细胞在争夺中不断地增生、增殖，而起到不同的变化。

基底层细胞增生：系基底层与基底旁层形成一界线清楚的厚层，其中细胞质明显嗜碱，细胞层次清楚，都是成熟的细胞。

储备细胞增生：是在宫颈部表面或腺体内的柱状上皮细胞与基底层之间有1~2层细胞增生，这些细胞为多角形或方形，细胞质有空泡，并稍嗜碱，胞核较大，呈圆形或椭圆形，染色质分布均匀，很少核分裂，这些细胞系储备细胞增生，如储备细胞超过3层，则系储备细胞增殖。

鳞状上皮化生：在宫颈部常有鳞状上皮细胞的化生，也是储备细胞的增殖，细胞核成熟，细胞分化良好，细胞间桥形成，深层细胞排列与基底层成直角，浅层细胞的排列则与表面平行。鳞状上皮化生可能是柱状上皮部分或全部被鳞状上皮代替，从而形成不规则大小片、层次不清的上皮层，这一过程可在宫颈部上，也可在腺腔内发生。

分化良好的正常鳞状上皮细胞：化生前阶段的上皮细胞则形成波浪式和柱状的上皮细胞团，伸入纤维组织，并可在宫颈管的腺体内看到。

2.宫颈息肉

炎症的长期刺激使宫颈管局部黏膜增生，自基底层逐渐向宫颈外口部突出，形成一个或多个宫颈息肉。息肉色红，呈舌形，质软而脆，血管丰富易出血。蒂细长，长短不一，多附着于颈管外口或颈管壁内，直径1 cm左右。镜下见息肉表面覆盖一层柱状上皮，中心为结缔组织，伴充血、水肿及炎性细胞浸润，极易复发。息肉的恶变率不到1%。

3.宫颈黏膜炎

宫颈黏膜炎又称宫颈管炎，病变局限于宫颈管黏膜及黏膜下组织。宫颈阴道部上皮表面光滑。宫颈口可有脓性分泌物堵塞。宫颈管黏膜充血增生可使子宫颈肥大，可为正常宫颈的2~3倍，质硬。宫颈黏膜炎常与糜烂、腺囊肿同时发生。

4.子宫颈腺囊肿

在宫颈柱状上皮异位愈合的过程中，新生的鳞状上皮覆盖宫颈腺管口或伸入腺管，将腺管口阻塞，腺管周围的结缔组织增生或瘢痕形成，压迫腺管，使腺管变窄，甚至阻塞，腺体分泌物不能引流形成子宫颈腺囊肿。检查时，见宫颈表面突出。多个直径数毫米大小的白色或青白色小囊肿，内含无色黏液。

5.宫颈肥大

由于慢性炎症的长期刺激，宫颈组织充血、水肿，腺体和间质增生，还可能在腺体深部有黏液潴留形成囊肿，使宫颈呈不同程度的肥大，但表面多光滑，有时可见到潴留囊肿突起。纤维结缔组织增生，使宫颈硬度增加。

6.宫颈外翻

由于分娩、人工流产或其他原因发生宫颈损伤，宫颈口撕裂，未及时修补，导致颈管内膜增生并暴露于外，即形成宫颈外翻。检查宫颈口增宽，横裂或呈星状撕裂，可见颈管下端的红色黏膜皱褶，宫颈前、后唇肥大，但距离较远。

（二）临床表现

慢性宫颈炎主要表现为白带增多，常刺激外阴引起外阴不适和瘙痒。由于病原体种类、炎症的范围、程度和病程不同，白带的量、颜色、性状、气味也不同，可为乳白色黏液状至黄色脓性，如伴有息肉形成，可有白带中混有血，或宫颈接触性出血。若白带增多，似白色干酪样，应考虑是否合并念珠菌性阴道炎；若白带呈稀薄泡沫状，有臭味，则应考虑滴虫性阴道炎。如有恶臭则多为厌氧菌的感染。严重感染时可有腰骶部疼痛、下腹坠胀，慢性宫颈炎可直接向前蔓延或通过淋巴管扩散，当波及膀胱三角区及膀胱周围结缔组织时，可出现尿路刺激症状。较多的黏稠脓性白带有碍精子上行，可导致不孕。妇科检查可见宫颈不同程度的糜烂、肥大、宫颈裂伤，有时可见宫颈息肉、宫颈腺体囊肿、宫颈外翻等，宫颈口多有分泌物，亦可有宫颈触痛和宫颈触血。

（三）诊断

宫颈柱状上皮异位虽然在诊断上不困难，但需要与宫颈上皮内瘤变、早期浸润癌、宫颈结核、宫颈尖锐湿疣等鉴别，还需要与淋病、梅毒等鉴别，因此应常规进行宫颈刮片细胞学检查，细胞涂片尚可查出淋菌、阴道毛滴虫、真菌，能做到与一般慢性宫颈炎鉴别。目前已有电脑超薄细胞检测系统，准确率显著提高。必要时需要做病理活检以明确诊断，电子阴道镜辅助活检对提高诊断准确率很有帮助。宫颈息肉、宫颈腺体囊肿及宫颈尖锐湿疣可根据病理活检确诊。

1.阴道镜检查

在宫颈病变部涂碘后在碘不着色区用阴道镜检查，如见到厚的醋酸白色上皮及血管异形可诊断为宫颈上皮内瘤变，在这类病变区取活体组织检查诊断早期宫颈癌准确率高。

2.活体组织检查

活体组织检查为最准确的检查方法，可检出宫颈湿疣、癌细胞、结核、梅毒等，从而与一般慢性宫颈炎糜烂鉴别。

（四）治疗

需要做宫颈涂片，先排除宫颈上皮内瘤变及早期宫颈癌，再进行治疗。治疗方法中以局部治疗为主，使糜烂面坏死、脱落，为新生鳞状上皮覆盖，病变深者，疗程需要6~8周。

1.物理治疗

（1）电凝法：此法较简便，适用于糜烂程度较深、糜烂面积较大的病例。采用电灼器或电熨器对整个病变区电灼或电熨，直至组织呈乳白色或微黄色为止。一般近宫口处稍深，越近边缘越浅，深度为2 mm并超出病变区3 mm，深入宫颈管内0.5~1.0 cm，治愈率为50%~90%不等。术后涂抹磺胺粉或呋喃西林粉，用醋酸冲洗阴道，每日1次，有助于创面愈合。

治疗后阴道流液，有时呈脓样，需要避免性交至创面全部愈合为止，需时6周左右。术后阴道出血多时可用纱布填塞止血。

（2）冷冻治疗：冷冻治疗术是利用制冷剂，快速产生低温，使糜烂组织冻结、坏死、变性而脱落，创面经组织修复，达到治疗疾病的目的。

操作方法：选择适当的冷冻探头，利用液氮快速达到超低温（-196 ℃），使糜烂组织冻结、坏死、变性而脱落，创面修复，达到治疗目的。一般采用接触冷冻法，选择相应的冷冻头，覆盖全部病变区并略超过其范围2~

3 mm，根据快速冷冻、缓慢复温的原则，冷冻1分钟、复温3分钟、再冷冻1分钟。进行单次或重复冷冻，治愈率为80%左右。

冷冻治疗后，宫颈表面很快发生水肿，冷冻后7~10天，宫颈表层糜烂组织形成一层膜状痂皮，逐渐分散脱落。

（3）激光治疗：采用一氧化碳激光器使糜烂部分组织炭化、结痂，痂皮脱落后，创面修复达到治疗目的。激光头距离糜烂面3~5 cm，照射范围应超出糜烂面2 mm，轻症的烧灼深度为2~3 mm，重症为4~5 mm，治愈率为70%~90%。

（4）微波治疗：微波电极接触局部病变组织时，瞬间产生高热效应（44~61 ℃）而达到组织凝固的目的，并可出现凝固性血栓而止血，治愈率在90%左右。

（5）波姆光治疗：采用波姆光照射糜烂面，直至变为均匀灰白色为止，照射深度2~3 mm，治愈率可达80%。

（6）红外线凝结法：红外线照射糜烂面，局部组织凝固，坏死，形成非炎性表浅溃疡，新生鳞状上皮覆盖溃疡面而达到治愈，治愈率在90%以上。

物理治疗的注意事项：①治疗应在月经干净后3~7天进行。②排除宫颈上皮内瘤变、早期宫颈癌、宫颈结核和急性感染期后方可进行。③术后阴道分泌物增多，甚至有大量水样排液，有时呈血性，脱痂时可引起活动性出血，如量较多，先用过氧化氢溶液清洗伤口，用消毒棉球局部压迫止血，24小时后取出。④物理治疗的持续时间、次数、强度、范围应严格掌握。⑤创面愈合需要一段时间（2~8周），在此期间禁止盆浴和性生活。⑥定期复查，随访有无宫颈管狭窄。

2.药物治疗

药物治疗适用于糜烂面积小和炎症浸润较浅的病例。

（1）硝酸银或重铬酸钾液：强腐蚀剂，方法简单，配制容易，用药量少，适宜于基层医院。

（2）免疫治疗：采用重组人干扰素α-2a，每晚1枚，6天为一疗程。近年报道用红色诺卡氏菌细胞壁骨架（N-CWS）菌苗治疗慢性宫颈炎，该菌苗具有非特异性免疫增强及抗感染作用，促进鳞状上皮化生，修复宫颈柱状上皮异位病变达到治疗效果。将菌苗滴注在用生理盐水浸透的带尾无菌棉球上，将棉球置于宫颈柱状上皮异位的局部，24小时后取出，每周上药2次，每疗程10次。

（3）发生宫颈管炎时，根据细菌培养和药敏试验结果，采用抗生素全身治疗。

3.手术治疗

宫颈息肉可行息肉摘除术或电切术。对重度糜烂、糜烂面较深及乳头状糜烂，或用上述各种治疗方法久治不愈的患者可考虑用宫颈锥形切除术，锥形切除范围从病灶外缘0.3～0.5 cm开始，深入子宫颈管1～2 cm，锥形切除，压迫止血，如有动脉出血，可用肠线缝扎止血，也可加用止血粉8号、吸收性明胶海绵、凝血酶、巴曲酶（立止血）等止血。此法因出血及感染，现多不采用。

第三节　子宫内膜炎

子宫内膜炎（endometritis）多与子宫体部炎症（子宫体内膜炎、子宫肌炎及子宫浆膜炎）并发。子宫体部炎症以子宫内膜炎为主，当炎症发展至严重阶段时感染至子宫肌层，成为子宫肌炎、子宫浆膜炎，单纯子宫肌炎基本不存在。根据解剖部位可分为子宫颈内膜炎、子宫体内膜炎。根据发病经过可分为急性子宫内膜炎及慢性子宫内膜炎。根据发病原因可分为淋菌性子宫内膜炎、结核性子宫内膜炎、老年性子宫内膜炎等。

不孕机制：子宫内膜炎明显时，可改变宫颈管液性质，分泌物呈炎性改变，不利于精子穿过宫颈及宫腔进入输卵管；大量炎性细胞可能抑制精子活力，对精子有直接杀伤作用；子宫内膜受损，可造成血管损伤，精子进入宫腔后与血液接触，有可能引起抗精子抗体免疫反应，影响生殖功能；慢性子宫内膜炎可造成子宫内膜受损，不利于受精卵种植，有时可发生宫腔粘连，引起不孕。

一、急性子宫内膜炎

（一）发病机制

分娩、流产感染及产后感染，特别是不全流产后感染，是急性子宫内膜炎的主要因素。性交（特别是经期、产后与不洁性交）、宫腔操作（如放置宫内节育器，子宫输卵管通气、通液与造影检查，刮宫、人流手术）、宫腔异物（宫腔手术后异物残留）、放射治疗（如宫腔内镭疗）、宫颈扩张及宫颈手术、不适当阴道冲洗（宫口开放时、高压冲洗阴道等）、内膜息肉坏死、黏膜下肌瘤或子宫内膜癌物理治疗、病原菌直接侵入等均能引起急性子宫内膜炎。病原体大多为寄生于阴道及宫颈的菌丛，如链球菌、大肠杆菌、变形杆菌、克雷伯菌、梭状芽孢杆菌，其他如葡萄球菌、厌氧菌、淋球菌及沙眼衣原体等也为常见病原体。这些细菌因通过性交、分娩、手术及其他物理、化学性损伤等多种因素，突破子宫颈的防御功能，侵入子宫内膜而发病，尤其是在子宫内膜受损时更易发病。

急性子宫内膜炎可分为4种：①卡他型，主要是内膜充血、水肿及渗血。②出血型，主要是内膜出血、渗血。③化脓型，明显白细胞浸润，内膜表面组织损伤、化脓，淋病、流产及产后严重感染最多见。④坏死型，内膜全面坏死，呈灰绿色，发生于产褥期、流产后重度感染者，或重度物理、化学性损伤（如宫腔内镭疗）者。

急性子宫内膜炎内膜充血、水肿，严重者表面可有脓性渗出物，甚至形成溃疡，向下可蔓延至子宫肌层，形成多发性小脓肿。镜下内膜大量白细胞浸润。急性子宫内膜炎的病理变化常是暂时性的，如果宫颈开放，引流通畅，很快就能自然清除腔内炎症，有时也可引起较重的并发症，如结缔组织炎、输卵管炎等，常见于因反复宫腔内操作而有创面者。

（二）诊断

1.病史

绝大多数有相关病史，如分娩、流产、宫腔操作、宫颈扩张及宫颈手术、宫腔放射治疗、不适当阴道冲洗、不当性交等，少数可无明显诱因。

2.临床表现

除分娩或流产，宫腔内较大创面，或部分胎盘残留，或因病原体致病力强而发生严重的临床表现外，其他原因引起的急性子宫炎症多较轻，主要由于宫腔开口通向阴道，有利于炎性分泌物引流。炎症仅限于内膜功能层时，当月经来潮后内膜剥脱，病变可消失；若炎症侵入深部基底层，可有轻度发热，下腹痛，白带增多，血性或脓性白带，月经过多，经期紊乱，如合并厌氧菌感染可有恶臭，妇科检查子宫可有轻度压痛。如发展为子宫肌炎，肌层出现多发性小脓肿，并可进一步发展为输卵管卵巢炎、盆腔腹膜炎等，甚至发生败血症，此时出现体温升高，下腹部压痛，子宫增大，宫旁增厚等症状。

3.辅助检查

辅助检查为弄清病原体可行细菌学检查，如白带、分泌物涂片、细菌培养等。

（三）治疗

防止炎症扩散或转为慢性子宫内膜炎，减少子宫损伤，尽可能恢复子宫内膜功能，防止子宫内膜粘连等。

1.一般治疗

卧床休息，取半卧位，有利宫腔内分泌物引流。下腹热敷，促进炎症吸收，减轻疼痛。供给足够营养与水分，保持大便通畅。高热可推拿降温、酒精擦浴。

2.抗生素治疗

根据宫腔分泌物病原体培养及药敏试验选择抗生素。结果明确前，先用广谱抗生素静脉滴注，如头孢菌素类、喹诺酮类联合甲硝唑用药。头孢哌酮对革兰氏阳性、阴性球菌、杆菌均有效，紧急时可将地塞米松5～10 mg静脉滴注，每日1～2次，体温下降、病情好转时可改口服头孢氨苄0.25 g，每日4次，皮质激素逐渐减量，直至急性症状好转。青霉素过敏者可选林可霉素，每次300～600 mg，每日3次，静脉滴注，必要时可增至每日2.4～4.8 g，分次给药，体温平稳后改口服，每日1.5～2 g，分4次，持续1周，病情稳定后停药。亦可选用其他抗生素，在药敏结果出来后调整抗生素。

一般情况下，如无宫内残留、宫内节育器或黏膜下肌瘤存在，治疗数天后炎症可被迅速控制。抗生素配合肾上腺皮质激素，如氢化可的松、地塞米松等，可提高机体对应激时的耐受性与适应性，减轻致病因素对机体的损害，改善炎症局部与全身反应，尤其是急性炎症转入慢性炎症的后期，抑制成纤维细胞增生和肉芽组织的形成，减轻粘连和瘢痕形成。但应在有效的抗生素基础上，使用恰当剂量，及时逐渐减量，避免其不良后果。

3.手术治疗

宫腔内有残留物者是否需要及时清宫处理，要根据病情及治疗情况而定，既要考虑是否有利于尽快控制病情，又要注意防止子宫穿孔及炎症扩散。一般情况下应在病情控制后再行清宫。如果宫内残留物清除不及时，将严重影响治疗效果，或经使用抗生素疗效不满意，可在使用抗生素的同时，小心清理宫腔，在清理时注意不要强行一次清完残留物，防止出现子宫穿孔。若宫腔内有残留物，或宫颈引流不通畅，可以扩张宫颈，轻轻取出宫腔内残留物，尽量不要刮宫，在抗生素达到一定剂量、病情稳定时再行刮宫，以防炎症扩散。

发生在流产或分娩后的子宫内膜炎，需要考虑是否有组织残留，如情况许可，应尽快清除。流产后急性腐败性子宫内膜炎以保守治疗为主，除清除宫颈口外露胎盘组织外，不宜立即进行宫腔操作，待病情控制后再根据情况处理；对败血性不全流产，要在抗生素应用下清理宫腔，应注意防止子宫穿孔及炎症扩散。

放置宫内节育器或放射源者需要取出，有利于病情迅速减轻。如疑有子宫内膜息肉或黏膜下肌瘤，应在炎症控制后考虑手术切除。子宫有活动性出血时，可在大量抗生素控制下清理宫腔。

4.理疗

理疗可采用抗生素离子透入、下腹部超短波或红外线照射等方法。

二、慢性子宫内膜炎

因子宫内膜周期性剥脱的自然防御机制，大多数急性子宫内膜炎会痊愈，慢性子宫内膜炎不多见，仅少部分因防御机制受损，或病原体作用时间过长，或治疗不彻底，造成慢性子宫内膜炎。

（一）发病机制

子宫内膜周期性剥脱时，其基底层并不随之剥脱，一旦基底层有慢性炎症即可长期感染内膜功能层，导致慢性子宫内膜炎。长期存在的输卵管卵巢炎或严重的宫颈炎可以导致慢性子宫内膜炎。宫内节育器长期放置，分娩或流产后少量胎盘胎膜残留，或胎盘附着部位复旧不全；绝经后妇女体内雌激素水平明显降低，子宫内膜菲薄，失去自然防御功能，容易受到病原体侵袭，导致炎症发生，老年性子宫内膜炎往往与阴道炎并存。子宫黏膜下肌瘤、子宫内膜息肉可使子宫内膜反复感染，子宫内膜慢性炎症迁延不愈。无明显诱因者病原体多来自阴道菌丛。慢性子宫内膜炎多同时合并其他部位的炎症，除邻近组织有病理变化外，很少看到子宫内膜有慢性炎症病变的组织学根据。子宫引流不畅是重要病因之一。

（二）诊断

一般无症状，或只有少量血浆性分泌物。主要症状为不规则月经或子宫出血，少数有较多分泌物及出血，呈脓性或脓血性白带，来自内膜的溃疡部位。约半数有下腹痛或坠胀感，腰骶部疼痛。子宫蓄脓可排出恶臭分泌物，并出现全身反应及下腹钝痛。少数发热，有的出现闭经。发生出血主要是慢性子宫肌炎所致。子宫肌炎常是子宫内膜炎的一个并发症，可以影响子宫收缩，导致子宫出血。因此，流产、产后引起的子宫内膜炎可有长期出血，甚至可发生大出血。老年性子宫内膜炎症状易与生殖道恶性肿瘤混淆，需要做诊断性刮宫以明确诊断。妇科检查子宫大小常正常，有压痛，如有胎盘残留、内膜息肉或黏膜下肌瘤，子宫体可能增大，宫颈口开放。宫旁组织可能有增厚及触痛。

（三）治疗

先去除诱因。不全流产而出血，可在抗生素控制下用海绵钳清除宫腔内残留组织，手术操作要轻柔。宫腔积脓，扩张宫颈以利引流，术后需要保持引流通畅，必要时在宫腔内放入橡皮条引流。抗生素控制感染，可根据分泌物病原体培养及药敏试验选用，结果出来之前可采用头孢菌素类、喹诺酮类联合甲硝唑用药。雌激素治疗有一定疗效，可促进血管新生、增殖，使炎症内膜再生，防止炎症扩大，对月经紊乱及出血均有好处。

第四节　盆腔炎症

女性内生殖器及其周围的结缔组织、盆腔腹膜发生炎症时，称为盆腔炎（pelvic inflammatory disease，PID），主要包括子宫内膜炎、输卵管炎（salpingitis）、输卵管卵巢脓肿（tubal and ovarian abscess，TOA）、盆腔腹膜炎（pelvic peritonitis）。炎症可局限于一个部位，也可同时累及几个部位。性传播感染（sexually transmitted infections，STI）的病原体如淋病奈瑟球菌、沙眼衣原体是主要的致病源。一些需氧菌、厌氧菌、病毒和支原体等也参与PID 的发生。多数引起 PID 的致病微生物是由阴道上行而来的，且多为混合感染。延误对 PID 的诊断和有效治疗都可能导致上生殖道感染后遗症（输卵管因素不育和异位妊娠等）。

一、女性生殖道的自然防御功能

女性生殖道的解剖、生理、生化及免疫学特点是具有比较完善的自然防御功能，增强了对感染的防御能力，在健康妇女阴道内虽有某些病原体存在，但并不引起炎症。

（1）两侧大阴唇自然合拢，遮掩阴道口、尿道口。

（2）由于盆底肌的作用，阴道口闭合，阴道前后壁紧贴，可防止外界污染。

（3）阴道正常菌群尤其是乳杆菌可抑制其他细菌生长。此外，阴道分泌物可维持巨噬细胞的活性，防止细菌侵入阴道黏膜。

（4）宫颈内口紧闭，宫颈管黏膜为分泌黏液的高柱状上皮所覆盖，黏膜形成皱褶、嵴突或陷窝，从而增加黏膜表面积；子宫颈管分泌大量黏液形成胶冻状黏液栓，为上生殖道感染的机械屏障；黏液栓内含乳铁蛋白、溶菌酶，可抑制细菌侵入子宫内膜。

（5）育龄妇女子宫内膜周期性剥脱，也是消除宫腔感染的有利条件。此外，子宫内膜分泌液含有乳铁蛋白、溶菌酶，可清除少量进入宫腔的病原体。

（6）输卵管黏膜上皮细胞的纤毛向宫腔方向摆动及输卵管的蠕动，均有利于阻止病原体的侵入。输卵管液与子宫内膜分泌液一样，含有乳铁蛋白、溶菌酶，可清除偶然进入上生殖道的病原体。

（7）生殖道的免疫系统：生殖道黏膜如宫颈和子宫含有不同数量的聚集淋巴组织及散在的淋巴细胞，包括胸腺依赖淋巴细胞（以下简称"T细胞"）、B细胞。此外，中性粒细胞、巨噬细胞、补体，以及一些细胞因子均在局部有重要的免疫功能，发挥抗感染作用。

当自然防御功能遭到破坏，或机体免疫功能下降、内分泌发生变化，或外源性致病菌侵入，均可导致炎症发生。

二、病原微生物

几乎所有致病源都是通过阴道而感染宫颈并上行，主要由3类微生物引起：①性传播感染致病微生物；②需氧菌；③厌氧菌。

目前国外比较一致的观点认为，PID的主要致病菌是STI致病微生物，最值得一提的是淋球菌和沙眼衣原体。美国1991年有研究显示，淋球菌和沙眼衣原体分别占PID病原体的53%和31%。现在美国的一些资料显示40%~50%的PID是由淋球菌引起的，10%~40%的PID分离出沙眼衣原体，对下生殖道淋球菌及沙眼衣原体的筛查及治疗，已使美国盆腔炎发病率有所下降。在我国，STI近年来发病率迅速增加，由此引起的PID及其并发症、后遗症应当予以重视。2001年安徽省对PID的致病微生物研究显示，STI病原占42.3%；2003年天津医药杂志报道淋病奈瑟球菌、沙眼衣原体、人型支原体和厌氧菌感染分别占PID病原体的10%、26%、47.5%和3%。2003年青岛市对325例PID病原体分布的研究显示，淋球菌占11.1%，而沙眼衣原体占15.6%，解脲支原体占41.2%。国内报道淋球菌的阳性率为6.19%~10.10%，沙眼衣原体的阳性率为4.16%~26.10%。最新的一项全国多中心的前瞻性研究，报告了中国PID的致病菌情况：在477例PID微生物测定的检查中细菌培养阳性占18.8%、衣原体检查阳性占19.9%、支原体阳性占32.4%、淋球菌阳性占10.1%、厌氧菌阳性占25.0%。而细菌培养中首先以大肠埃希菌最多，其次为金黄色葡萄球菌、链球菌和表皮葡萄球菌。

性传播感染可同时伴有需氧菌及厌氧菌感染，可能是沙眼衣原体或淋病奈瑟球菌感染造成输卵管损伤后，容易继发需氧菌及厌氧菌感染。

三、感染途径

（一）沿生殖道黏膜上行蔓延

病原体侵入外阴、阴道后，沿黏膜面经宫颈、子宫内膜、输卵管黏膜至卵巢及腹腔，是非妊娠期、非产褥期盆腔炎的主要感染途径。淋病奈瑟球菌、沙眼衣原体及葡萄球菌等常沿此途径扩散。

（二）经淋巴系统蔓延

病原体经外阴、阴道、宫颈及宫体创伤处的淋巴管侵入盆腔结缔组织及内生殖器的其他部分，是产褥感染、流产后感染及放置宫内节育器后感染的主要感染途径。链球菌、大肠埃希菌、厌氧菌多沿此途径蔓延。

（三）经血循环传播

病原体先侵入人体的其他系统，再经血循环，感染生殖器，为结核菌感染的主要途径。

（四）直接蔓延

腹腔其他脏器感染后，直接蔓延到内生殖器，如阑尾炎可引起右侧输卵管炎。

四、高危因素

（一）宫腔内手术操作后感染

如刮宫术、输卵管通液术、子宫输卵管造影术、宫腔镜检查、人工流产、放置宫内节育器等，手术消毒不严格或术前适应证选择不当，导致下生殖道内源性菌群的病原体上行感染。

（二）下生殖道感染

淋病奈瑟球菌性宫颈炎、沙眼衣原体性宫颈炎，以及细菌性阴道病与PID密切相关。10%～17%的淋病可发生上生殖道的感染。

（三）性活动

盆腔炎多发生在性活跃期妇女，尤其是过早性交、有多个性伴侣、性伴侣有性传播感染者。

（四）经期卫生不良

使用不洁的月经垫、经期性交等，均可使病原体侵入而引起炎症。

（五）年龄

据美国资料，盆腔炎的高发年龄为15～25岁。年轻者容易发生盆腔炎可能与频繁的性活动、宫颈柱状上皮异位（高雌激素影响）、宫颈黏液的机械防御功能较差有关。

（六）邻近器官炎症直接蔓延

如阑尾炎、腹膜炎等蔓延至盆腔，病原体以大肠埃希菌为主。

五、病理及发病机制

（一）子宫内膜炎及急性子宫肌炎

子宫内膜炎及急性子宫肌炎多见于流产、分娩后。

（二）输卵管炎、输卵管积脓、输卵管卵巢脓肿

急性输卵管炎主要由化脓性细菌引起，轻者输卵管仅有轻度充血、肿胀、略增粗；重者输卵管明显增粗、弯曲，纤维素性脓性渗出物增多，造成与周围组织粘连。急性输卵管炎因传播途径不同而有不同的病变特点。

1.炎症

经子宫内膜向上蔓延，引起输卵管黏膜炎，输卵管黏膜肿胀、间质水肿、充血及大量中性粒细胞浸润，重者输卵管上皮发生退行性变或成片脱落，引起输卵管黏膜粘连，导致输卵管管腔及伞端闭锁，若有脓液积聚于管腔内则形成输卵管积脓。淋病奈瑟球菌、大肠埃希菌、类杆菌及普雷沃菌除直接引起输卵管上皮损伤外，其细胞壁脂多糖等内毒素还会引起输卵管纤毛大量脱落，导致输卵管运输功能减退、丧失。因衣原体的热休克蛋白与输卵管热休克蛋白有相似性，感染后引起的交叉免疫反应可损伤输卵管，导致严

重输卵管黏膜结构及功能破坏，并引起盆腔广泛粘连。

2.病原菌

病原菌首先通过宫颈的淋巴管播散到宫旁结缔组织，侵及浆膜层，发生输卵管周围炎，其次累及肌层，而输卵管黏膜层可不受累或受累极轻。病变以输卵管间质炎为主，其管腔常可因肌壁增厚受压变窄，但仍能保持通畅。卵巢很少单独发炎，白膜是良好的防御屏障，卵巢常与发炎的输卵管伞端粘连而发生卵巢周围炎，称输卵管卵巢炎，习称附件炎。炎症可通过卵巢排卵的破孔侵入卵巢实质形成卵巢脓肿，脓肿壁与输卵管积脓粘连并穿通，形成TOA。TOA可为一侧或两侧病变，约半数是在可识别的急性盆腔炎初次发病后形成，另一部分是因慢性盆腔炎屡次急性发作或重复感染而形成。脓肿多位于子宫后方或子宫、阔韧带后叶及肠管间粘连处，可破入直肠或阴道，若破入腹腔则引起弥漫性腹膜炎。

（三）盆腔腹膜炎

盆腔内器官发生严重感染时，往往蔓延到盆腔腹膜，发炎的腹膜充血、水肿，并有少量含纤维素的渗出液，形成盆腔脏器粘连。当有大量脓性渗出液积聚于粘连的间隙内，可形成散在小脓肿；若积聚于直肠子宫陷凹处则形成盆腔脓肿，较多见。脓肿的前面为子宫，后方为直肠，顶部为粘连的肠管及大网膜，脓肿可破入直肠而使症状突然减轻，也可破入腹腔引起弥漫性腹膜炎。

（四）盆腔结缔组织炎

内生殖器急性炎症时，或阴道、宫颈有创伤时，病原体经淋巴管进入盆腔结缔组织引起结缔组织充血、水肿及中性粒细胞浸润。以宫旁结缔组织炎最常见，开始局部增厚，质地较软，边界不清，以后向两侧盆壁呈扇形浸润，若组织化脓则形成盆腔腹膜外脓肿，可自发破入直肠或阴道。

（五）败血症及脓毒血症

当病原体毒性强、数量多，患者抵抗力降低时，常发生败血症。多见于严重的产褥感染、感染性流产及播散性淋病。近年有报道显示，放置宫内节育器、人工流产及输卵管绝育术损伤脏器引起败血症，若不及时控制，患者往往很快出现感染性休克，甚至死亡。发生感染后，若身体其他部位发现多处炎症病灶或脓肿者，应考虑有脓毒血症存在，但需要经血培养证实。

（六）Fitz-Hugh-Curtis综合征

Fitz-Hugh-Curtis综合征是指有肝包膜炎症而无肝实质损害的肝周围炎。淋病奈瑟球菌及沙眼衣原体感染均可引起。由于肝包膜水肿，吸气时右上腹疼痛。肝包膜上有脓性或纤维渗出物，早期在肝包膜与前腹壁腹膜之间形成松软粘连，晚期形成琴弦样粘连。5%～10%的输卵管炎可出现此综合征，临床表现为继下腹痛后出现右上腹痛，或下腹疼痛与右上腹疼痛同时出现。

六、临床表现

可因炎症轻重及范围大小不同而有不同的临床表现。轻者无症状或症状轻微。常见症状为下腹痛、发热、阴道分泌物增多。腹痛为持续性，活动或性交后加重。若病情严重可有寒战、高热、头痛、食欲缺乏。若有腹膜炎，则出现消化系统症状如恶心、呕吐、腹胀、腹泻等。月经期发病可出现经量增多、经期延长。若有脓肿形成，可有下腹包块及局部压迫刺激症状。包块位于子宫前方可出现膀胱刺激症状，如排尿困难、尿频，若引起膀胱肌炎还可有尿痛等；包块位于子宫后方可有直肠刺激症状；若在腹膜外可致腹泻、里急后重感和排便困难。若有输卵管炎的症状及体征并同时有右上腹疼痛，应怀疑有肝周围炎。由于感染的病原体不同，临床表现也有差异。淋病奈瑟球菌感染以年轻妇女多见，多于月经期或经后7日内发病，起病急，可有高热，体温在38 ℃以上，常引起输卵管积脓，出现腹膜刺激征及阴道脓性分泌物。非淋病奈瑟球菌性盆腔炎起病较缓慢，高热及腹膜刺激征不如淋病奈瑟球菌感染明显。若为厌氧菌感染，如患者的年龄偏大，容易有多次复发，常伴有脓肿形成。衣原体感染病程较长，高热不明显，长期持续低热，主要表现为轻微下腹痛，并久治不愈。患者体征差异较大，轻者无明显异常发现。典型体征呈急性病容，体温升高，心率加快，下腹部有压痛、反跳痛及肌紧张，若病情严重可出现腹胀、肠鸣音减弱或消失。

盆腔检查：阴道可有充血，并有大量脓性臭味分泌物；宫颈充血、水肿，将宫颈表面分泌物拭净，若见脓性分泌物从宫颈口流出，说明宫颈管黏膜或宫腔有急性炎症。穹隆触痛明显，应注意是否饱满；宫颈举痛；宫体稍大，有压痛，活动受限；子宫两侧压痛明显，若为单纯输卵管炎，可触及增粗的输卵管，压痛明显；若为输卵管积脓或输卵管卵巢脓肿，则可触及包块且压痛明显，不活动；宫旁结缔组织炎时，可扪及宫旁一侧或两侧片状增厚，或两侧宫骶韧带高度水肿、增粗，压痛明显；若有盆腔脓肿形成且位置较低，可扪及后穹隆或侧穹隆有肿块且有波动感，三合诊常能协助进一步了解盆腔情况。

七、诊断及鉴别诊断

根据病史、症状和体征可做出初步诊断。由于急性盆腔炎的临床表现变异较大，临床诊断准确性不高，尚需要做必要的辅助检查，如血常规、尿常规、宫颈管分泌物检查等。

（一）最低诊断标准

①子宫压痛。②附件压痛。③宫颈举痛。

下腹压痛同时伴有下生殖道感染征象的患者，诊断PID的可能性大大增加。生育期妇女或STI门诊人群，可按最低诊断标准。

（二）支持PID诊断的附加条件

①口腔温度≥38.3 ℃。②宫颈或阴道黏液脓性分泌物。③阴道分泌物显微镜检查有白细胞增多。④红细胞沉降率（以下简称"血沉"）加快。

⑤C反应蛋白水平升高。⑥实验室检查证实有宫颈淋病奈瑟球菌或沙眼衣原体感染。

大多数PID患者都有宫颈黏液脓性分泌物，或阴道分泌物镜检有白细胞增多。如果宫颈分泌物外观正常并且阴道分泌物镜检无白细胞，则PID诊断成立的可能性不大，需要考虑其他可能引起下腹痛的病因。如有条件应积极寻找致病微生物。

（三）PID的最特异标准

①子宫内膜活检显示有子宫内膜炎的病理组织学证据。②经阴道超声检查或磁共振显像技术显示输卵管管壁增厚、管腔积液，可伴有盆腔游离液体或输卵管卵巢包块。③腹腔镜检查结果符合PID表现。

盆腔炎应与急性阑尾炎、输卵管妊娠流产或破裂、卵巢囊肿蒂扭转或破裂等急症相鉴别。

八、治疗

（一）治疗原则

盆腔炎主要为抗生素药物治疗，必要时手术治疗。抗生素治疗可清除病原体，改善症状及体征，减少后遗症。经恰当的抗生素积极治疗，绝大多数急性盆腔炎能彻底治愈。由于急性盆腔炎的病原体多为需氧菌、厌氧菌及沙眼衣原体的混合感染，需氧菌及厌氧菌又有革兰氏阴性及革兰氏阳性之分，抗生素多采用联合用药，并覆盖到所有可能的病原微生物。

（二）具体方案

1.静脉给药

对于症状较重者给予静脉治疗。

（1）头孢替坦2 g，静滴，每12小时1次；或头孢西丁2 g，静滴，每6小时1次。加用：多西环素100 mg，口服，每12小时1次（或米诺环素100 mg，口服，每12小时1次）；或阿奇霉素0.5 g，静滴或口服，每日1次。

注意：①其他第二代或第三代头孢菌素（如头孢唑肟、头孢噻肟和头孢曲松）也可能对PID有效并有可能代替头孢替坦和头孢西丁，而后两者的抗厌氧菌效果更强。②对输卵管卵巢脓肿的患者，通常在多西环素（或米诺环素或阿奇霉素）的基础上加用克林霉素或甲硝唑，从而更有效地对抗厌氧菌。③临床症状改善后继续静脉给药至少24小时，然后转为口服药物治疗，共持续14天。

（2）克林霉素900 mg，静滴，每8小时1次，加用庆大霉素负荷剂量（2 mg/kg），静滴或肌注，维持剂量（1.5 mg/kg），每8小时1次；也可采用每日1次给药。

注意：①临床症状改善后继续静脉给药至少24小时，继续口服克林霉素450 mg，每日1次，共14天。②对输卵管卵巢脓肿的患者，应用多西环素（或米诺环素或阿奇霉素）加甲硝唑或多西环素（或米诺环素或阿奇霉素）加克林霉素比单纯应用多西环素（或米诺环素或阿奇霉素）对治疗厌氧菌感染更优越。③注意庆大霉素的毒副作用。

（3）喹诺酮类药物：氧氟沙星400 mg，静滴，每12小时1次，加用甲硝唑500 mg，静滴，每8小时1次；或左氧氟沙星500 mg，静滴，每日1次，加用甲硝唑500 mg，静滴，每8小时1次；或莫西沙星400 mg，静滴，每日1次。

（4）氨苄西林/舒巴坦3 g，静滴，每6小时1次，加用：多西环素100 mg，口服，每12小时1次，或米诺环素100 mg，口服，每12小时1次；或阿奇霉素0.5 g，静脉滴注或口服，每日1次。

2.非静脉药物治疗

症状较轻者可采用以下方案。

（1）氧氟沙星400 mg，口服，每日2次，加用甲硝唑500 mg，口服，每日2次，共14天；或左氧氟沙星500 mg，口服，每日1次，加用甲硝唑500 mg，口服，每日2次，共14天；或莫西沙星400 mg，口服，每日1次，共14天。

（2）头孢曲松250 mg，肌注，单次给药；或头孢西丁2 g，肌内注射，加丙磺舒1 g，口服，均单次给药；或其他第三代头孢类药物，如头孢唑肟、头孢噻肟等非静脉外给药。加用：多西环素100 mg，口服，每12小时1次；或米诺环素100 mg，口服，每12小时1次；或阿奇霉素0.5 g，口服，每日1次，共14天。可加用甲硝唑500 mg，口服，每日2次，共14天。

（3）阿莫西林/克拉维酸加用多西环素可以获得短期的临床效果，但胃肠道不良反应可能会影响该方案的依从性。

（三）手术治疗

1.适应证

（1）药物治疗无效：输卵管卵巢脓肿或盆腔脓肿经药物治疗48～72小时，体温持续不降，患者中毒症状加重或包块增大者，应及时手术，以免发生脓肿破裂。

（2）脓肿持续存在：经药物治疗病情有好转，继续控制炎症2～3周，包块仍未消失但已局限化，应手术切除，以免日后再次急性发作，或形成慢性盆腔炎。

（3）脓肿破裂：突然腹痛加剧，寒战、高热、恶心、呕吐、腹胀，检查腹部拒按或有中毒性休克表现，应怀疑脓肿破裂。若脓肿破裂未及时诊治，病死率高。因此，一旦怀疑脓肿破裂，应立即在抗生素治疗的同时行剖腹探查。

2.手术方式和范围

可根据情况选择经腹手术或腹腔镜手术。手术范围应根据病变范围、患者年龄、一般状态等全面考虑，原则以切除病灶为主。年轻妇女应尽量保留卵巢功能，以采用保守性手术为主；年龄大、双侧附件受累或附件脓肿屡次发作者，行全子宫及双附件切除术；对极度衰弱危重患者的手术范围需按具体情况决定。若盆腔脓肿位置低、突向阴道后穹隆时，可经阴道切开排脓，同时注入抗生素。

（四）随访

患者应在开始治疗3天内出现临床情况的改善，如退热、腹部压痛或反跳痛减轻、子宫及附件压痛减轻、宫颈举痛减轻等。在此期间病情无好转的患者应住院治疗，进一步检查，以及手术治疗。

对于药物治疗的患者，应在72小时内随诊，明确有无临床情况的改善（具体标准如前所述）。如果未见好转则建议住院接受静脉给药治疗，以及进一步检查。建议对于沙眼衣原体和淋病奈瑟球菌感染的PID患者，还应在治疗结束后4~6周时重新筛查上述病原体。

（五）性伴侣的治疗

对PID患者出现症状前60天内接触过的性伴侣进行检查和治疗。这种检查和评价是必要的，因为患者有再感染的危险，而且其性伴侣很可能感染淋病及沙眼衣原体。由淋病或沙眼衣原体感染引起PID患者的男性性伴侣常无症状。无论PID患者分离的病原体如何，均应建议患者的性伴侣进行STI的检测和治疗。在女性PID患者治疗期间应避免无保护屏障（避孕套）的性交。

九、预防

（1）做好经期、妊娠期及产褥期的卫生宣传。

（2）严格掌握产科、妇科手术指征，做好术前准备；术时注意无菌操作；术后做好护理，预防感染。

（3）治疗急性盆腔炎时，应做到及时治疗、彻底治愈，防止转为慢性盆腔炎。

（4）注意性生活卫生，减少性传播感染，经期禁止性交。

十、并发症

（一）复发性盆腔炎

有25%的急性盆腔炎可于以后重复发作，年轻患者的重复感染是一般年龄组的2倍。由于输卵管在上次感染时的损害，对细菌的侵犯敏感性增加。

（二）输卵管积水

慢性输卵管炎双侧居多，输卵管呈轻度或中度肿大，伞端可部分或完全闭锁，并与周围组织粘连。若输卵管伞端及峡部因炎症粘连闭锁，浆液性渗出物积聚形成输卵管积水；有时输卵管积脓中的脓液渐被吸收，浆液性液体继续自管壁渗出充满管腔，亦可形成输卵管积水。积水输卵管表面光滑，管壁甚薄，输卵管系膜不能随积水输卵管囊壁的增长扩大而相应延长，故积水输卵管向系膜侧弯曲，形似腊肠或呈曲颈的蒸馏瓶状，卷曲向后，可游离或与周围组织有膜样粘连。应行手术治疗。

（三）输卵管卵巢囊肿

输卵管发炎时波及卵巢，输卵管与卵巢相互粘连形成炎性肿块，或输卵管伞端与卵巢粘连并贯通，液体渗出形成输卵管卵巢囊肿，也可由输卵管卵巢脓肿的脓液被吸收后由渗出物替代而形成。常无病原体，抗生素治疗无效，应行手术治疗。

（四）慢性腹痛

盆腔炎后遗留慢性腹痛（超过6个月），可达18%。相比较，没有PID历史的，患慢性腹痛者只有5%。疼痛常常是周期性的，主要和输卵管、卵巢及其周围组织粘连有关。

（五）不孕

盆腔炎是造成输卵管梗阻及不孕的重要原因，增加不孕的机会与PID发作的次数和严重性有关。盆腔炎后不孕发生率为20%～30%。有文献报道1次盆腔炎发作，不孕危险为13%，2次为36%，3次为60%～75%。

（六）宫外孕

输卵管由于炎症的损害，其攫取受精卵及转送受精卵的功能受到影响。因而，PID后宫外孕的发生率明显上升，比未发生过PID者高7～10倍。

（七）骶髂关节炎

PID后可有68%的患者发生骶髂关节炎，而对照组只有3%。虽然以骶髂关节炎形式出现的脊椎的慢性关节炎在女性中比在男性中少，但PID病史是一个重要的易患因素。

十一、健康教育

（一）卧床休息及半卧位的重要性

卧床休息及半卧位有利于脓液聚积于直肠子宫陷凹，使炎症局限。休养环境要安静舒适，温度、湿度适宜。注意通风，使室内空气新鲜。注意休息，以防疾病复发。

（二）饮食的重要性

高营养饮食可提高机体抵抗力，促进康复。选择高蛋白、高维生素饮食，如瘦肉、鸡蛋、牛奶、鱼类，还应注意粗细粮搭配。

（三）有关疾病及常见病因

有关疾病有产后感染、产褥感染、泌尿系统感染等。常见病因有人工流产、放置子宫内节育器、诊断性刮宫等，治疗1个月内避免性生活。性生活要适度，避免不洁性生活，性伴侣也应接受治疗。

（四）应及时彻底治疗急性盆腔炎

保持良好的心境，增强自信心，愉快的心情有利于疾病康复。

（五）保持外阴清洁的重要性

防止感染，做好经期、妊娠期及产褥期卫生。经期注意适当休息，用消毒月经垫，经期避免性生活；妊娠期在妊娠32周后适当减轻工作量，不值夜班及避免重体力劳动，保证足够的睡眠时间，勤洗澡，勤换内裤，不宜盆浴，可选用淋浴或擦浴，以防污水进入阴道，引起感染，每日用温水清洗外阴部，妊娠12周以内及32周以后均应避免性生活；产褥期要勤换内衣及床单，温水擦浴，保持外阴部清洁，禁止盆浴及性生活。

第三章　妇科诊疗技术的护理配合

第一节　阴道镜检查的护理配合

一、概述

阴道镜检查是妇科的一种辅助检查方法，其原理是利用阴道镜将观察部位上皮放大10～40倍，观察肉眼难以发现的上皮和血管微小病变（异型上皮、异型血管和早期癌前病变），为定位活检提供可靠病变部位，可提高诊断的准确率，对宫颈癌和癌前病变的早期发现、早期诊断有一定的临床意义。由于阴道镜检查具有操作比较简便，可提供较为可靠的活检部位及通过摄片以留存资料等优点，目前已成为妇科防癌检查的常用手段之一。

（一）适应证与相对禁忌证

1.适应证

（1）宫颈细胞学检查巴氏Ⅱ级以上者或TBS提示上皮细胞异常或持续阴道分泌物异常。

（2）可疑恶性病变或宫颈炎长期治疗无效，指导性活检以明确诊断。

（3）有接触性出血，肉眼观察宫颈无明显病变，观察肉眼难以确定病变组织的细微外形结构。

（4）宫颈锥切前确定病变范围。

（5）阴道腺病、阴道恶性肿瘤的诊断。

2.相对禁忌证

（1）生殖道急性炎症。

（2）大量阴道流血。

（3）已确诊宫颈恶性肿瘤。

（二）阴道镜的主要构造及检查常用制剂的配置

阴道镜的基本结构包括放大镜、支架和电源3个部分。其中，放大镜可调节的放大倍数为10～40倍，配有红和绿双色滤光片，使用绿色滤光片观察时光线柔和，红色滤光片背景呈红色，适于观察血管形态；双目目镜可在50～80mm间调节距离，镜头可通过操纵手柄完成俯仰。支架的底座安装有4个轮，可向前后、左右方向移动，同时可使阴道镜镜头上下升降。光源为冷光源，因此，即使阴道镜镜头距离检查部位很近，也不至于使局部组织发热。

阴道镜检查时为便于观察局部组织的细微结构，及区分正常与可疑病变组织，常采用3％醋酸溶液和复方碘溶液涂抹宫颈表面。对于尖锐湿疣等赘生物，也可采用40％三氯醋酸涂抹局部治疗。3％醋酸溶液是由30mL醋酸及100mL蒸馏水配制而成的；复方碘溶液是由1g碘、2g碘化钾及100mL蒸馏水配制而成的；为了保证检查及治疗效果，检查所需制剂配制后应放在棕色瓶子里密闭好保存，一般不超过7天。

二、实施方案

（一）护理评估

（1）受检者月经史、生育史、生殖道炎症病史、临床诊断及治疗经过，有无接触性阴道流血及宫颈阴道细胞学检查等。

（2）受检者外阴、阴道及宫颈有无赘生物、充血、可疑癌性病变等，阴道分泌物的量、颜色及性状等。

（3）受检者的心理状况。

（二）护理计划

1.护士准备

洗手，戴口罩，熟悉阴道镜检查的过程，向受检者讲解阴道镜检查的目的、方法及可能出现的不适症状。检查阴道镜及配套器械及消毒日期。配制碘溶液，并将其保存于棕色瓶中。

2.受检者准备

检查前2天内无性交，阴道或宫颈上药及阴道检查等。受检者排空膀胱尿液。

3.用物准备

阴道镜、一次性阴道窥器、弯盘、长镊子，卵圆钳2把，棉球及棉签若干，3%醋酸溶液、复方碘溶液、一次性会阴垫巾、无菌手套2副。

4.环境准备

室温适宜，空气清洁，屏风遮挡，保护受检者隐私。

（三）护理配合

（1）核对受检者姓名，协助其取膀胱截石位，在其臀下垫一次性会阴垫巾。

（2）戴手套，递未涂任何润滑剂的阴道窥器暴露宫颈，递夹持干棉球的卵圆钳或长镊子拭去宫颈分泌物。开启光源开关，医生进行直接观察。

（3）递蘸取3%醋酸溶液的棉签涂抹宫颈表面，详细观察阴道镜图像，柱状上皮迅速水肿并变白，呈"葡萄串"状，鳞状上皮无此改变，若超过5分钟尚需继续观察，可再次涂抹醋酸溶液。

（4）递蘸取碘溶液棉签涂抹宫颈表面，详细观察可疑病变部位，正常宫颈或阴道的鳞状上皮可被染色呈棕褐色或黑褐色（碘试验阴性），宫颈管柱状上皮或覆盖糜烂面的柱状上皮不着色（碘试验阳性）。

（5）检查结束后，协助受检者穿好衣服，告知其术后适当休息，禁止盆浴、游泳及性生活1周；若进行宫颈活组织检查，禁止盆浴、游泳及性生活1个月，及时领取病理检查报告并反馈给医生。

（6）整理用物，洗手并记录。

（四）护理评价

（1）物品准备齐全，碘溶液及醋酸溶液浓度符合要求，作用效果好。

（2）检查操作过程中与受检者及时沟通，消除其紧张焦虑心理。

（3）受检者能复述检查术后注意事项。

第二节　宫腔镜检查的护理配合

一、概述

宫腔镜的发展已有百余年历史，但直到1982年第一次国际宫腔镜会议的召开，才使宫腔镜在世界范围内的应用得到了快速发展。宫腔镜是光学内镜的一种，主要用于宫腔及宫颈管疾病的诊断和治疗，其原理是采用膨宫剂扩张子宫腔，利用光学系统扩大观察视野并放大局部组织结构，便于医生通过窥镜观察宫颈管、宫颈内口、子宫内膜及输卵管开口，确定病灶的部位、大小、外观和范围，对病灶表面的组织结构进行比较细致的观察，并针对病变组织直接取材。

（一）适应证与禁忌证

1.适应证

（1）异常子宫出血及宫腔粘连。

（2）可疑宫腔内占位性病变。

（3）查找不孕症及习惯性流产的宫内及宫颈因素。

（4）可疑子宫畸形：如单角子宫、子宫纵隔等。

（5）宫内节育器的定位及取出。

（6）评估药物对子宫内膜的影响。

（7）经宫腔镜放置输卵管镜检查输卵管。

2.禁忌证

（1）严重心、肝、肺、肾功能不全患者。

（2）近期有子宫穿孔或子宫手术史者。

（3）血液系统疾病患者。

（4）急性生殖道炎症未愈或体温≥37.5℃，暂缓检查或治疗。

（二）宫腔镜的主要构造及类型

宫腔镜的构造比较复杂，主要由镜体、光导纤维和光源3部分组成。镜体的主要组成部分包括鞘套、窥镜、闭孔器和附件，其中鞘套分前端、镜杆和后端3个部分，其作用是使窥镜顺利进入宫腔，放置检查或手术器械，同时膨宫剂可经鞘套与窥镜间的腔隙进入宫腔；窥镜也称光学视管，由接物镜、中间镜和接目镜等多组放大镜组成，其作用是扩大视野范围并放大组织结构，便于直接观察；闭孔器是一前端钝圆的实心不锈钢杆，宫腔镜检查时，先将闭孔器插入鞘套内置入宫腔，其作用是避免边缘锐利的鞘套损伤子宫内膜，也可防止窥镜镜片在放置过程中的损坏；宫腔镜的附件包括活检钳、异物钳、微型剪、吸管、导管、标尺、电凝电极、套圈切割器等，医生利用相关附件在宫腔内进行诊治操作。

宫腔镜可分为两大类，即软管型宫腔镜和硬管型宫腔镜，后者又根据镜体前端形态而分为直管型宫腔镜和弯管型宫腔镜，临床上以直管型宫腔镜应用较多。此外，根据宫腔镜观察的视野范围而分为全景式宫腔镜、接触式宫腔镜及纤维宫腔阴道镜；根据宫腔镜的应用性能而分为检查性宫腔镜和手术性宫腔镜。

（三）膨宫方法及膨宫介质

膨宫技术是宫腔镜诊治中的关键环节，如果膨宫效果不好，难以达到理想的诊治效果。膨宫方法可分为气体膨宫、液体膨宫和机械膨宫3大类，目前临床上应用较多的是气体和液体膨宫法。不同的膨宫法所采用的膨宫介质不同。气体膨宫介质主要是二氧化碳（CO_2），其优点是不易燃爆且溶解度高，目前是临床最常用的膨宫气体；液体膨宫介质可分为低渗、等渗及高渗液体3种，临床常用的低渗及等渗液体有蒸馏水、生理盐水或5％葡萄糖，主要作为检查性宫腔镜的膨宫剂；高渗液体具有黏稠度高、不易与血和黏液混合的优点，膨宫效果好，其缺点是价格昂贵。此外，其黏稠度高而推注困难，临床常用的高渗液体有Hyskon液、25％～50％葡萄糖及复方羧甲基纤维素溶液等，主要用于治疗性宫腔镜。

（四）宫腔镜检查的适宜时间及并发症

1.适宜时间

宫腔镜检查一般以月经干净后5天为宜，此时子宫内膜处于增生早期，宫腔内病变易暴露，观察效果比较理想。对于阴道不规则出血的患者，若必须进行检查，应给予抗生素预防感染。

2.并发症

宫腔镜检查技术成熟，较少发生并发症。临床上宫腔镜检查的并发症有：

（1）过度牵拉和扩张宫颈导致的宫颈损伤或出血。

（2）膨宫液过度吸收而进入血液。

（3）无菌观念不强，器械与敷料消毒不严，或患者自身生殖道炎症未愈而引起的感染。

（4）CO_2所引起的气栓、肩痛或腹胀等。

（5）由于扩张宫颈和膨胀宫腔所致的迷走神经综合征。

（6）变态反应。

二、实施方案

（一）护理评估

（1）患者具有宫腔镜检查的适应证，如子宫异常出血、不孕不育、闭经、习惯性流产、可疑宫内占位性病变及宫内节育器移位等。

（2）了解患者的既往病史、孕产史、子宫手术史及末次月经日期等，妇科检查无生殖道急性炎症，测量血压、呼吸、脉搏、体温等生命体征正常。

（3）盆腔超声检查、血常规、凝血功能、肝功能、尿常规、心电图及生殖道细胞学检查等结果。

（4）患者的心理状况、家庭及社会支持系统。

（二）护理计划

1.护士准备

洗手，戴口罩，检查宫腔镜设备、用物及消毒日期，向患者讲解宫腔镜检查的目的及主要过程，测患者当日体温应<37.5℃。

2.患者准备

体温检测，排空膀胱尿液，签知情同意书，积极配合检查。

3.用物准备

5%葡萄糖溶液2000～3000 mL、50 mL注射器、输液器、输液胶贴、橡胶单、消毒宫腔镜、宫腔镜手术包（卵圆钳2把、弯盘2个、纱球4个、纱布4块、棉球6个、4～8号宫颈扩张器各1根、阴道窥器2个、子宫刮匙、活检钳、子宫探针、宫颈钳、敷料钳4把、会阴垫巾、无菌单）、0.5%及0.05%碘伏、地塞米松5 mg、污物桶、装有固定液的标本瓶4个、坐凳、立灯等。

4.环境准备

空气消毒，室温26～28℃，屏风遮挡，保护患者隐私。

（三）护理配合

（1）核对患者姓名，协助其取膀胱截石位。摆放好坐凳、立灯及污物桶。

（2）配合麻醉师给予静脉麻醉，保持静脉输液通畅。递夹持0.5%碘伏纱球的卵圆钳消毒会阴，递夹持0.05%碘伏纱球的卵圆钳及阴道窥器，消毒阴道及宫颈，协助铺无菌单。

（3）连接好宫腔镜电源及膨宫液体泵，排空膨宫液体输入管内空气，协助检查并调节宫腔镜摄像系统。

（4）更换阴道窥器暴露宫颈，递夹持0.05%碘伏棉球的卵圆钳再次消毒宫颈及阴道。递宫颈钳夹持宫颈前唇，递子宫探针探查宫腔深度，自小号开始依次递宫颈扩张器扩张宫颈，至宫腔镜鞘套能进入宫腔。

（5）递宫腔镜鞘套进入宫腔，取回闭合器，递宫腔镜体进入宫腔，打开膨宫液管道开关，向宫腔内注入5%葡萄糖液体，根据医嘱，调整液体流量和宫腔内压力，医生转动镜体按顺序检查至满意。

（6）递活检钳钳夹可疑病变组织，将取出的病变组织遵医嘱放入标本瓶中，做好标记。

（7）检查结束后，取回活检钳及宫腔镜，递夹持0.05%碘伏棉球的卵圆钳消毒宫颈及阴道，清点器械及敷料数量，取出宫颈钳及阴道窥器。

（8）询问患者有无腹痛或特殊不适，送其到观察室卧床休息1小时，测量并记录血压、心率、呼吸及脉搏等，记录液体出入量。告知其术后2小时后可饮水进食，术后1周内可有少量阴道流血，无需处理。术后保持外阴清洁，禁止性生活及盆浴2周。

（9）及时送检标本，并告知患者取结果的时间。

（四）护理评价

（1）医生对操作配合满意，检查过程顺利。

（2）患者检查术后无腹痛及明显不适。

（3）患者能复述术后注意事项，明确领取检查结果时间，及时将结果反馈给医生。

第三节　腹腔镜检查的护理配合

一、概述

腹腔镜是内镜的一种，医生利用腹腔镜观察盆、腹腔内脏器的形态及其病变，必要时取活组织行病理学检查并开展相应手术治疗。20世纪60年代腹腔镜开始在我国妇科领域应用，20世纪80年代中期，随着微型摄像头和高分辨率监视器的出现，电视腹腔镜得到了广泛认可，20世纪90年代后腹腔镜技术得到了快速发展，腹腔镜手术器械和方法不断更新，许多医院妇产科不仅开展腹腔镜的诊断性检查，而且开展了腹腔镜镜下手术。目前腹腔镜已成为临床妇产科应用较为广泛的一种诊治技术。

（一）适应证和禁忌证

1.适应证

（1）子宫内膜异位症、异位妊娠及内生殖器畸形的诊断。

（2）多囊卵巢综合征及卵巢早衰的诊断。

（3）病因不明的盆腔疼痛的鉴别诊断。

（4）病因不明的少量腹腔内出血或腹水的检查。

（5）原发性或继发性不孕及不育的检查。

（6）开腹手术指征不确切的盆腔肿块性质、部位的鉴别诊断。

（7）盆腔恶性肿瘤二次探查的疗效评估及绝育后复孕手术术前评估。

（8）子宫穿孔、宫内节育器腹腔内移位的检查。

2.禁忌证

（1）严重心血管疾病及呼吸系统疾病，不能耐受麻醉者。

（2）盆腹腔肿块过大，超过脐水平者。

（3）膈疝、腹壁疝及腹股沟疝者。

（4）腹腔内广泛粘连者。

（5）弥漫性腹膜炎或腹腔内大出血者。

（6）凝血系统功能障碍者。

（二）腹腔镜检查的并发症及预防

1.腹膜外气腹

气腹是由于气腹针未进入腹腔，仅达腹膜前间隙，充气时气体进入并积聚于此，将腹膜与腹肌分离所致。选择脐轮下缘穿刺，穿刺后确认气腹针进入腹腔，可预防腹膜外气腹的发生。

2.大网膜气肿

气肿是由于气腹针穿刺入大网膜，充气后所致。避免大网膜气肿，应注意观察充气压力是否增高，若压力增高，可将气腹针向外拔出少许，轻轻摇动腹壁，使大网膜自针头脱落。

3.皮下气肿

气肿是由于气腹针未进入腹腔，或气腹压力过高，或二氧化碳气体渗漏至皮下所致。为避免皮下气肿发生，应确认气腹针进入腹腔，同时尽量缩短检查时间。

4.气体栓塞

栓塞是由于二氧化碳误注入血管或肝内所致。操作者应在连接充气装置前先用注射器抽吸无血液，以免误将二氧化碳注入血管。

5.血管损伤

主要是由于套管针造成腹壁、腹膜后及检查部位血管损伤。可采取的预防措施包括：

（1）插入气腹针及第一个套管针时，手术台保持水平位，进针方向与腹壁成45°。

（2）气腹充气适当。

（3）避免动作粗暴，切忌过度用力。

（4）助手可用布巾钳提拉腹壁，增大腹腔内空间。

6.脏器损伤

脏器损伤主要是由于操作不当或技术不熟练所致。可造成膀胱、肠管及子宫损伤。科学规范操作、动作轻柔、技术熟练常可避免其发生。

二、实施方案

（一）护理评估

（1）患者具有应用腹腔镜检查的适应证，排除严重的心肺功能不全、血液系统疾病等禁忌证。

（2）了解患者的既往史、孕产史、手术史等，测量其主要生命体征，如血压、呼吸、脉搏及体温等，核对末次月经日期。

（3）妇科检查、盆腔超声检查、血常规、凝血功能、肝功能、尿常规、心电图等检查结果符合腹腔镜检查要求。

（4）了解患者的心理状况、家庭与社会支持系统等。

（二）护理计划

1.护士准备

由器械护士及巡回护士组成。洗手、戴口罩、穿手术衣。向患者讲解腹腔镜检查的目的、主要过程及术前准备内容。术前1天用0.02%碘伏冲洗患者阴道，清洁腹部及会阴皮肤，尤其注意清洁脐孔，按腹部手术备皮。检查腹腔镜检查所需设备及器械，查看消毒日期。

2.患者准备

了解自身病情腹腔镜检查的目的、局限性及风险性，做好心理准备，签知情同意书。术前1日改为无渣半流食，上午饮用番泻叶水以清洁肠道，至排出3次大便为止。术前1日晚8时后禁食水，排空膀胱。

3.用物准备

腹腔镜、自动CO2气腹机、CO2钢瓶、CO2气体输出管道、气腹针、套管鞘及针芯、举宫器、摄像头、导光光缆、夹持钳、阴道拉钩、宫颈钳、子宫探针、无菌三角套1副、妇科盆腔手术包、14F气囊导尿管1根、10 mL注射器2个、输液器2个、0.05%碘伏、0.5%碘伏、75%乙醇、输液胶贴、麻醉药品、抢救药品等。

4.环境准备

在手术室进行。

（三）护理配合

（1）核对患者的姓名及床号，协助其取平卧位。

（2）配合麻醉师实施全身麻醉。维持静脉输液通畅。

（3）递夹持0.05%碘伏纱球的海绵钳，消毒外阴及阴道。更换海绵钳，分别传递0.5%碘伏与75%乙醇棉球消毒腹部皮肤。将患者双下肢套上三角套，协助铺无菌巾及腹单，递14F气囊导尿管，留置导尿。

（4）配合医生连接好气腹机，检查并调节腹腔镜摄像系统和CO_2气腹系统。

（5）递阴道拉钩暴露宫颈，递宫颈钳夹持宫颈前唇，递夹持0.05%碘伏纱球的海绵钳消毒宫颈，递宫腔探针探查子宫腔深度，递举宫器置入宫腔。

（6）递0.5%碘伏与75%乙醇棉球再次消毒脐及脐周皮肤，递布巾钳2把钳夹并提拉皮肤，递手术刀、小弯钳及纱垫各1个，切开并止血。

（7）递气腹针刺入腹腔，连接CO_2气体管道，向腹腔内注入气体。当充气达1L时，调整手术床为头低臀高20°仰卧体位，检查患者肩托确实起到支撑与固定作用。

（8）取回气腹针，递穿刺套管针插入腹腔，取回布巾钳及针芯，递腹腔镜镜头，连接光源、光缆和微型摄像头，套上消毒的透明塑料薄膜套。

（9）配合医生移动举宫器检查盆腔和腹腔。注意观察患者生命体征的变化，发现异常报告医生处理。

（10）检查结束后，清点手术器械，取回穿刺套管及腹腔镜。递夹持乙醇棉球的海绵钳消毒皮肤，递有齿镊、持针器、角针及1号丝线缝合皮肤。递纱布覆盖切口，胶布固定。

（11）唤醒患者，送其回病房卧床休息，测量并记录体温、血压、心率、呼吸及脉搏等，记录液体出入量。告知其术后4小时后可饮水、进流质饮食，并离床轻微活动，排气后可进半流质食物，第2日可进半流质食物或普通饮食，并向其说明由于腹腔内有气体残留，可能出现肩痛及上肢不适等症状，无需特殊处理，可自行缓解。

（12）遵医嘱给予抗生素预防感染，如有发热、出血、腹痛等应及时处理。

（四）护理评价

（1）医生对护士操作配合满意，操作过程顺利。
（2）在操作过程中充分体现人文关怀。
（3）患者检查后无明显不适，无感染发生。

第四节　生殖道细胞学检查的护理配合

一、概述

女性生殖道细胞一般是指阴道、宫颈管、子宫与输卵管的上皮细胞。临床上通过生殖道细胞学检查，观察女性生殖道脱落的上皮细胞（以阴道上段和宫颈阴道部的上皮细胞为主）形态，了解其生理和病理变化，早期诊断肉眼不易发现的生殖器官恶性肿瘤及测定女性激素水平。由于阴道脱落细胞受卵巢激素的影响而周期性变化，所以阴道上皮细胞检查既可以反映体内激素水平，又可以作为宫颈疾病初步筛选，但确诊需进行组织学病理检查。

（一）适应证及禁忌证

1.适应证

（1）30岁以上女性每年1次的健康检查，其中妇科检查包括早期宫颈癌的筛查。

（2）闭经、功能失调性子宫出血、性早熟等患者进行卵巢功能检查。

（3）可疑宫颈管恶性病变或宫颈炎症需除外组织恶变者。

2.禁忌证

生殖器官急性炎症及月经期。

（二）宫颈（或阴道）细胞学检查及染色方法

生殖道细胞学检查的方法有阴道涂片、宫颈刮片、宫颈管涂片和宫腔吸片，其中前3种方法比较常用。阴道涂片的主要目的是了解卵巢及胎盘功能；宫颈刮片与宫颈管涂片是筛查早宫颈癌的重要方法；若怀疑宫腔内有恶性病变时，可采用宫腔吸片。临床上常采用的细胞学染色方法为巴氏染色法，它既可用于检查雌激素水平，也可用于癌细胞的筛查。

（三）宫颈（或阴道）细胞学诊断的报告形式及诊断内容

宫颈/阴道细胞学诊断主要有分级诊断与描述性诊断，目前我国多数医院仍采用巴氏5级分类法。

1.巴氏分级法阴道细胞学诊断标准的主要内容

（1）巴氏Ⅰ级，正常。

（2）巴氏Ⅱ级，炎症，临床上又分为ⅡA及ⅡB。

（3）巴氏Ⅲ级，可疑癌。

（4）巴氏Ⅳ级，高度可疑癌。

（5）巴氏Ⅴ级，癌。具有典型的多量癌细胞。

2.巴氏分级法存在一定的不足

（1）Ⅰ～Ⅳ级间的区别并无严格的客观标准，主观因素较多。

（2）癌前病变无明确规定，可疑癌是指可疑浸润癌还是宫颈上皮内瘤变不明确。

（3）将不典型细胞全部作为良性细胞学改变欠妥。

（4）未能与组织病理学诊断名词相对应。

3.TBS分类法及其描述性诊断的主要内容

1988年美国制定了阴道TBS命名系统，1991年被国际癌症协会正式采用。主要内容包括：

（1）感染。

（2）反应性细胞的改变。

（3）鳞状上皮细胞异常。

（4）腺上皮细胞异常。

（5）其他恶性肿瘤。

二、实施方案

（一）护理评估

（1）受检者月经史、婚育史、既往疾病史及末次月经日期。

（2）生殖道细胞学检查的目的。受检者无生殖道急性炎症，检查前2天内无性生活、阴道检查、阴道冲洗及阴道或宫颈上药。

（3）受检者的心理状况。

（二）护理计划

1.护士准备

洗手，熟悉生殖细胞学的检查方法，向受检者讲明阴道（或宫颈）涂片的目的，告知其生殖道细胞学检查方法，减轻其心理负担。

2.受检者准备

检查前2天内无性交、阴道检查、阴道冲洗或放置药物，排空膀胱尿液。

3.用物准备

一次性阴道窥器、宫颈刮片（木质小刮板）2个或宫颈取样刷、无菌干棉签及干棉球若干个、消毒大镊子2把、0.9％氯化钠溶液、干燥载玻片2张、装有固定液（95％乙醇）和细胞保存液标本瓶各1个。

4.环境准备

调节室温，空气清洁，屏风或窗帘遮挡，注意保护受检者的隐私。

（三）护理配合

（1）核对受检者姓名，协助其取膀胱截石位。

（2）取材如下。

①阴道涂片：受检者为已婚妇女，递未涂润滑油的阴道窥器扩张阴道，递无菌干棉签刮取阴道浅层细胞，递载玻片涂抹标本，将其放置于95％乙醇溶液中固定。受检者为未婚妇女，递湿润的生理盐水棉签卷取阴道上皮细胞，递载玻片涂抹标本，将其放置于95％乙醇溶液中固定。

②宫颈刮片：递未涂润滑油的阴道窥器扩张阴道，暴露宫颈，递夹持无菌干棉球的大镊子拭去宫颈表面分泌物，递木质小刮板，以宫颈外口为圆心刮取细胞，递载玻片涂抹标本，将其放置于95％乙醇溶液中固定。

③宫颈管涂片：递未涂润滑油的阴道窥器扩张阴道，暴露宫颈，递夹持无菌干棉球的大镊子拭去宫颈表面分泌物，递宫颈取样刷在宫颈管内旋转取样，将取样刷放置在细胞保存液标本瓶内，做好标记。

（3）取材过程中，安慰和鼓励受检者，分散其注意力，减轻其不适感觉。

（4）取材完毕，及时送检标本。嘱受检者及时取检查报告并将其反馈给医生。

（5）整理用物，洗手并记录。

（四）护理评价

（1）熟悉操作过程，传递用物准确及时。

（2）生殖道细胞取材顺利，满足制片及诊断要求。

（3）受检者无特殊不适感觉。

第五节　宫颈活组织检查的护理配合

一、概述

宫颈活组织检查简称宫颈活检，是自宫颈病变处或可疑病变处取小块组织作病理学检查。绝大多数宫颈活检可作为临床诊断的最可靠依据。常用的取材方法有局部活组织检查和诊断性宫颈锥形切除术（简称宫颈锥切术）。

（一）适应证与禁忌证

1.适应证

（1）宫颈局部活组织检查的适应证。宫颈细胞学检查巴氏Ⅲ级及以上者或巴氏Ⅱ级经消炎治疗后查，仍为巴氏Ⅱ级者。宫颈细胞学检查 TBS 分类法诊断为鳞状上皮异常者。肿瘤固有荧光诊断仪检查或阴道镜检查多次可疑阳性或阳性者。疑有宫颈癌或患有宫颈尖锐湿疣等特异性感染，需明确诊断者。

（2）诊断性宫颈锥形切除术的适应证。宫颈细胞学检查多次发现恶性细胞，而宫颈多处活检及分段诊刮病理检查均未发现癌灶者。临床可疑为浸润癌、宫颈活检病理检查为原位癌或镜下早期浸润癌者，以明确病变程度及手术范围。宫颈活检病理检查有重度不典型增生者。

2.禁忌证

（1）宫颈局部活组织检查的禁忌证：急性生殖道炎症；妊娠期或月经期及月经前期；血液系统疾病。

（2）诊断性宫颈锥形切除术的禁忌证：同宫颈局部活检。

（二）宫颈的解剖生理特点

宫颈是子宫的重要组成部分，幼年时的宫颈与宫体比例为2∶1，成年女性为1∶2，老年妇女为1∶1。宫颈内腔呈梭形，称为宫颈管，成年妇女宫颈管长2.5～3.0 cm，宫颈以阴道为界，分为上下两部，上部为宫颈阴道上部，占2/3，下部为宫颈阴道部，占1/3。宫颈外口呈圆形者，多为未产妇，宫颈外口呈"一"字形而将宫颈分为前唇和后唇者，为已产妇。

宫颈由结缔组织、平滑肌纤维、血管及弹力纤维构成，其中以结缔组织为主。宫颈管黏膜为单层高柱状上皮，受性激素影响，黏膜分泌碱性黏液，形成黏液栓阻塞宫颈管。宫颈阴道部覆盖复层鳞状上皮，宫颈外口柱状上皮与鳞状上皮交接处，是宫颈癌的好发部位。

二、实施方案

（一）护理评估

（1）患者既往史、月经史、末次月经日期、孕产史、现病史、临床诊断、治疗经过及宫颈细胞学检查结果。

（2）体温、血压、脉搏、呼吸和心率等生命体征。有无接触性出血，阴道分泌物的颜色、性状和量。

（3）检查前2天内无性交及宫颈上药。

（4）患者的家庭、社会支持系统及心理状况。

（二）护理计划

1.护士准备

洗手，戴口罩，熟悉宫颈活组织检查的具体方法，向患者解释检查的目的，预约检查时间（患者月经干净后3~7天）。术前3天行宫颈锥切术术前准备，用0.05%碘伏消毒宫颈及阴道，每日1次。

2.患者准备

检查前2天避免性交及宫颈上药，月经干净3~7天。排空膀胱尿液。拟行宫颈锥切术的患者术前应做血常规、凝血功能和心电图检查，将检查结果交给医生，知情同意签字。

3.用物准备

阴道窥器、无菌宫颈钳、子宫探针、宫颈活检钳、无齿长镊2把、卵圆钳2把、鼠齿钳2把、Hegar宫颈扩张器4~7.5号各1个、小刮匙、尖手术刀、洞巾、布巾钳4把、带尾棉球或带尾纱布卷、棉球及棉签若干、纱布4块、14F号导尿管、3-0肠线、圆针2个、持针器、立灯、装有固定液（10%甲醛溶液）标本瓶4~6个、复方碘溶液、0.02%及0.5%碘伏溶液。

4.环境准备

调节室温，空气清洁、屏风或窗帘遮挡，注意保护患者隐私。

（三）护理配合

（1）核对患者姓名，协助其取膀胱截石位，摆好立灯照明。

（2）宫颈活组织检查。

①宫颈局部活组织检查：递阴道窥器打开阴道，暴露宫颈。递无齿长镊及干棉球拭去宫颈黏液，递夹持0.02%碘伏棉球的卵圆钳消毒宫颈及阴道。递宫颈活检钳在宫颈病变处或宫颈外口鳞状上皮与柱状上皮交接处取材，将标本放入标本瓶中并注明取材部位，多点取材时应分别以3、6、9、12点注明部位。递无齿长镊及带尾棉球压迫止血。

②诊断性宫颈锥切术：配合麻醉师实施硬膜外麻醉，递夹持0.5%碘伏棉球的卵圆钳消毒外阴，递无菌巾铺巾。递14F导尿管导尿。递阴道窥器暴露宫颈，递夹持0.02%碘伏棉球的卵圆钳消毒宫颈及阴道。递宫颈钳夹持宫颈前唇，自4号至7号依次递宫颈扩张器扩张宫颈，取回宫颈扩张器，递小刮匙搔刮宫颈管，将搔刮物装入标本瓶中并注明，取回小刮匙。递复方碘溶液棉

签涂抹宫颈，取回宫颈钳，递2把鼠齿钳钳夹宫颈并向外牵拉，递尖手术刀在碘不着色区0.5cm处行宫颈锥切术。取回手术刀，将切除的宫颈组织放入标本瓶内，递3-0肠线持针器缝合创面，递无齿长镊及带尾纱布卷局部压迫。

（3）检查结束后，送患者在观察室内观察1小时，观察有无阴道流血、头晕、血压下降等出血反应。告知患者检查后12~24小时自行取出阴道内带尾棉球或带尾纱布卷；卧床休息3天，发现异常阴道流血应随诊；注意保持外阴部清洁，宫颈局部活组织检查后1个月内、宫颈锥切术后2个月内禁止性生活、盆浴及游泳；宫颈锥切术后的患者于第2次月经来潮干净后3~7天遵医嘱按时、足量服用抗生素预防感染。

（4）整理用物，洗手并记录，标本瓶上做好标记，宫颈锥切术切下的组织于12点处做一标记，及时送检标本。

（四）护理评价

（1）传递器械与物品及时准确，取材顺利，医生满意。

（2）患者检查过程中得到护士安慰与鼓励，积极配合医生。

（3）患者明确检查术后注意事项，按时取出阴道内纱布卷，无感染及出血发生。

第四章　新生儿出生缺陷

　　出生缺陷（BD）是指胚胎或胎儿在发育过程中由染色体畸变、基因突变，不良环境因素致畸，或两者共同作用所致的解剖或功能异常的总称，包括各种先天畸形（各种形态结构的异常），以及先天性代谢、功能、行为的异常。体表或体内严重的结构异常在出生时即可发现和诊断，而遗传代谢病往往在出生后数月甚至数年才会发现和诊断，只有通过一些特殊的检测手段才能早期发现、诊断和治疗。

　　出生缺陷目前已成为全球性的重要公共卫生问题，世界卫生组织（WHO）的统计数据显示，出生缺陷发生率在发达国家为4%～5%，发展中国家为2%～3%。我国是出生缺陷高发国家，总的出生缺陷发生率为5.6%，占全世界的20%左右。严重的出生缺陷可致死，而对于存活儿童，这些缺陷将导致儿童患病和长期残疾，并给患儿、家庭及社会带来沉重的精神和经济负担，因此我国进行出生缺陷干预任重道远。

第一节　出生缺陷的发生和分类

一、出生缺陷的发生

在正常胚胎的发育过程中，细胞、组织、器官乃至整个胚胎的形成，都严格遵循其发育规律，表现出精确的时间顺序和空间关系，从而形成特定的形态结构和生理功能。这一过程主要受到遗传基因的调控，并受到多种环境因素的影响，其中某一环节或步骤发生差错或受到干扰，即可产生不同类型和不同程度的出生缺陷。

（一）致畸敏感期

出生缺陷是胚胎发育过程紊乱的结果。人体胚胎从受精卵形成直至发育成足月胎儿要经历一系列连续和复杂的演变过程，出生缺陷的发生不仅取决于遗传和（或）环境致畸因素的影响，还取决于致畸时胚胎所处的发育阶段。胚胎发育的各个阶段，对致畸因子的敏感性不同，了解畸形发生的敏感期，是正确预防、诊断和治疗出生缺陷的前提。

受精后1~2周是细胞分裂增殖时期。受致畸因子的影响，如果仅少量细胞受害，而其余细胞正常分裂增殖，代偿这一损伤，则胚胎不发生畸形；如果致畸因子作用强大，大部分或全部细胞被破坏，则胚胎死亡、自然流产或终止发育。

受精后3~8周是胚胎发育的关键期，此期细胞分裂旺盛、分化明显，器官原基分化出现，形成胚体。此期最易受到致畸因子的影响而发生器官形态的异常，故此期又称为"致畸敏感期"。不同器官由于分化和发育时间各异，对同一致畸因子具有不同的"致畸敏感期"，而不同的致畸因子对同一器官也有不同的"致畸敏感期"，由于各器官"致畸敏感期"有交叉，因此，可出现多器官畸形。

受精后9周直至胎儿娩出，初步形成的器官原基不断进行组织和功能的分化，体积逐渐变大，功能不断完善，受致畸因子的影响，易发生组织和功能水平的异常。

（二）出生缺陷的发生机制

1.迁移异常

器官形成过程中有细胞迁移和器官定位的变化，以上过程受阻可形成畸形，如睾丸下降至阴囊受阻形成隐睾。

2.形成过程受阻

器官形成过程中受致畸因子的影响，其正常的分化和发育受阻，可造成畸形，如原始心管出现分隔异常可形成先天性心脏病。

3.诱导作用异常

胚胎发生过程中存在诱导和被诱导的关系，如脊索诱导神经管的发生，当同时出现2个脊索时，可诱导产生2个神经管，从而出现双头畸形。

4.吸收不全

在胚胎发育过程中，某些结构形成要经历一个再吸收过程，以消除一些不该存在的结构，若吸收过程不全即可造成畸形，如并指（趾）、肛门闭锁、食管闭锁等。

5.发育滞留

由于组织分化紊乱引起的一类畸形，发生时间较晚，如结肠发育阶段，肌间神经节细胞未及时发育，可形成先天性巨结肠。

6.宫内机械性压迫或受损

胚胎组织本无缺陷，但由于宫内机械性压力，如子宫畸形、子宫肌瘤、羊水过少、羊膜带等造成先天畸形，如斜颈、畸形足、上下肢缺如等。

二、出生缺陷的分类

出生缺陷发生原因错综复杂，形态表现多样。目前的分类方法都是从某一特定角度出发，并无统一的分类方法。

（一）常用分类方法

1.按临床表现分类

可分为先天畸形（先天形态或结构异常）、先天性代谢异常、染色体异常、先天性宫内感染、先天性发育残疾（如盲、聋、哑、智力障碍等）。

2.按发生机制分类

可分为变形缺陷、裂解缺陷、发育不良和畸形缺陷。变形缺陷是指身体某些部分受到某种异常的压力引起变形而致畸；裂解缺陷是指身体的某些部位在发育过程中由于某种原因发生外伤而致畸；发育不良是指由于身体某一部位先天发育不良引起的畸形；畸形缺陷是指胚胎早期身体结构发育异常引起的畸形。

（二）先天畸形的分类

先天畸形是以形态结构异常为主要特征的出生缺陷。目前常用的分类方式有以下3种。

1.按畸形发生的数量分类

可分为单发畸形和多发畸形。单发畸形是指身体单一器官或组织发生形态结构的缺陷；多发畸形是指同1个个体存在2个或2个以上的器官或组织的形态结构缺陷。多发畸形按其畸形发生的方式又可进一步区分为综合征、联合征和序列征。

（1）综合征：综合征是指由一个共同的特异病因引起的，共同恒定出现在同一个体的一组畸形的总称。如各种染色体综合征——唐氏综合征（21-三体综合征）、18-三体综合征等。

（2）联合征：联合征是指个体非随机联合发生的多个畸形，其发生率比预计发生频率要高，但尚无明确的病因。常以多个畸形的英文名第一个字母组合形成病名，如VACTER联合征（包括脊柱异常、肛门畸形、气管-食管瘘、肾和四肢缺陷）。

（3）序列征：序列征是指由某一个主要缺陷或宫内机械力量引起的一系列出生缺陷，最先发生的原发缺陷可导致1个或更多的二级异常，甚至三级异常。如Robin序列征、Potter序列征等。

2.按畸形发生的部位分类

可分为体表畸形和内脏畸形。体表畸形是发生在出生婴儿体表的，通过肉眼观察即可诊断的畸形，可以是单发也可以是多发畸形，如唇裂等；内脏畸形是指发生在体内某个器官或组织的畸形，这些畸形不能被肉眼观察到，往往需要依靠一定的检查手段才能被发现和诊断，如先天性心脏病、先天性巨结肠等。

3.按畸形的严重程度分类

可分为严重畸形和微小畸形。严重畸形是指威胁患儿生命，严重影响患儿生存或导致寿命损失的，往往需要复杂的内、外科治疗才能恢复的出生缺陷；微小畸形是指不影响患儿生存或寿命的，通常无须复杂内、外科治疗的畸形，通过微小畸形可以为诊断某些严重畸形提供线索。研究显示，有3个或3个以上微小畸形的患儿，其伴发严重畸形的可能性是20%~90%。

（三）国际疾病分类

国际疾病分类（ICD）是由WHO发展而来的，能更好地对疾病诊断信息进行储存、完善和分析的疾病分类编码系统。目前世界各国对出生缺陷的调查统计大都采用ICD分类方法，常规监测的先天畸形共12种。我国根据具体情况增加了常见的9种畸形，其中尿道上裂和尿道下裂合为一类，上肢和下肢短肢畸形也合为一类，共19种（表4-1）。

表4-1　我国常规监测的出生缺陷及其ICD-10编码

出生缺陷	ICD-10编码	出生缺陷	ICD-10编码
无脑畸形	Q00.0	短肢畸形	Q71.—、Q72.—
脊柱裂	Q05.—	先天性髋关节脱位	Q65.0、Q65.5
脑积水	Q03.—	畸形足	Q66.—
腭裂	Q35.—	多指和并指	Q69.—、Q70.—
完全性唇裂	Q36.—	血管瘤	Q82.8
先天性心血管病	Q20.—~Q28.—	胎痣	Q82.5
食管闭锁及狭窄	Q39.0~Q39.3	唐氏综合征	Q90.—
直肠及肛门闭锁	Q42.0~Q42.3	幽门肥大	Q40.0
内脏外翻	Q89.3	膈疝	Q79.0
尿道上、下裂	Q64.0.Q54.—		

第二节　出生缺陷的病因

出生缺陷的病因复杂多样，其发生不仅与遗传、环境等因素有关，还受到家庭、社区、社会层次的多种因素的影响。

一、遗传因素

遗传因素又称为孕前因素，通常是指与遗传物质，即与染色体和基因异常相关的因素。其包括染色体异常、单基因遗传病及多基因遗传病等。

二、环境因素

环境因素又称为孕后因素。环境致畸因子可通过机械压力或通过血液交换影响胚胎或胎儿的正常发育。常见的环境致畸因子包括物理因素、化学因素、生物因素及其他因素。

（一）物理因素

物理因素包括X线、微波、无线电波等各种放射线，电视、手机、电脑等的电磁辐射，以及高温、缺氧、噪声等的刺激，均可不同程度地影响或破坏胚胎或胎儿的正常发育。

（二）化学因素

1.环境污染物

环境污染物主要是一些多环芳香碳氢化合物、亚硝基化合物、烷基和苯类化合物，以及镉、砷、铬、铅、锂、镍等重金属污染物。

2.药物

（1）药物的致畸作用与下列因素有关。

①用药时间：受孕后3～8周是致畸敏感期。

②用药剂量、方法、持续时间及药物特性：大剂量短期用药、注射用药以及分子量小、脂溶性大的药物易致畸。

③遗传敏感性：同一药物是否致畸具有个体差异，主要与母亲和胎儿的遗传特质有关。

（2）常见的致畸药物有以下几种。

①抗肿瘤药物：多数抗肿瘤药物都具有致畸作用。如甲氨蝶呤可引起死胎；苯丁酸氮芥可致泌尿系统畸形；巯嘌呤可致神经管畸形和唇腭裂等。

②抗生素：四环素可引起牙釉质发育不良、先天性白内障等，链霉素、庆大霉素易损伤胎儿脑神经及影响肾的发育。

③激素：孕妇早期长期使用性激素，易导致胎儿生殖系统畸形，如黄体酮可导致女胎男性化。长期使用糖皮质激素易导致腭裂或无脑畸形。

④其他药物：如维生素A衍生物异维A酸及抗癫痫药苯妥英钠具有不同程度的致畸作用。

（三）生物因素

由细菌、病毒或寄生虫等微生物感染引起的出生缺陷，常见的病原有人类巨细胞病毒、风疹病毒、单纯疱疹病毒、弓形虫及梅毒螺旋体，孕妇感染后可通过胎盘或在分娩时通过产道感染胎儿引起流产、死胎和多脏器的畸形、水痘病毒、流行性腮腺炎病毒及流感病毒等也可致畸。

（四）其他因素

1.孕母因素

出生缺陷的发生还与孕母的健康状况、年龄、孕期营养、生活习惯、职业状况及心理素质等因素有关。

2.健康状况

糖尿病孕妇妊娠早期血糖控制不好致先天畸形的风险较高，高龄产妇娩出畸形儿的风险也较高，一般认为孕龄＞35岁是出生缺陷发生的危险因素，这与年龄增长、卵子老化、染色体畸变概率增多等因素有关。

3.孕期营养

孕期营养不良可引起宫内发育迟缓甚至流产、早产、胎儿畸形和死亡。微量营养素与出生缺陷的发生关系密切，孕期血铅水平升高可增加神经管畸形的发生；暴露于高汞环境中可增加多指（趾）畸形的发生率；碘缺乏可引起胎儿甲状腺肿和克汀病。

4.生活习惯和职业经济状况

不良生活方式和生活嗜好，如吸烟、酗酒及长期的视屏操作等可能导致出生缺陷。

5.心理因素

动物实验表明孕期心理应激可增加胎儿颅脑畸形和心脏畸形发生率，且其子代今后发生认知障碍、焦虑、精神分裂症等的概率也高于正常儿童。

6.宫腔机械性压迫和损伤

子宫畸形（婴儿子宫、双角子宫）、羊水过少、羊膜带都可对胚胎或胎儿产生机械性的压迫和损伤，引起胎儿先天性的发育异常而致畸，如畸形足、斜颈、上下肢缺如等。

三、家庭、社区和社会层次因素

随着现代医学健康模式逐渐发展为生物－心理－社会医学模式，目前认为，出生缺陷的发生不仅与个人层次上的直接因素（遗传、环境因素）有关，还受到家庭、社区、社会层次上间接因素的影响，这些因素有时还会起到决定性的因素。育龄夫妇的社会经济状况、医疗保障、健康生育知识、信念、态度和价值观的差异，以及社区生殖健康服务和其他医疗保健系统的完善程度是决定多种环境致畸因素（如孕妇营养缺乏、慢性疾病、药物利用、不良生活环境等）暴露水平的重要因素。而政治、文化、经济、社会等制度性因素又对上述医疗资源的利用有很大的影响，包括国家在出生缺陷预防方面人力、物力、财力的投入及在法律法规、政策上的扶持等。这一结构图很好地显示出了出生缺陷是由相互影响的多个层次的多个因素共同作用的结果，出生缺陷的预防不仅要针对个人因素，还需针对家庭、社区和社会层次的多方面因素。

第三节　出生缺陷的诊断

一、产前诊断

产前诊断是指对移植前囊胚和宫内胎儿进行是否患有遗传病或先天性缺陷进行诊断。随着产前诊断技术的不断更新和完善，越来越多的遗传病及先天缺陷在胚胎发育的不同时期得到早期诊断。

（一）产前诊断的指征

我们将胎儿先天缺陷高发的人群，尤其是妊娠女性，称为高危人群或高危孕妇。对于有下列因素的孕妇，应加强产前遗传咨询和必要的产前诊断，以防止先天缺陷胎儿的出生。

（1）高龄孕妇（年龄≥35岁）胎儿染色体异常的机会比正常人多许多倍，如25～35岁孕妇生育先天愚型的概率为0.15%，而35岁以上的孕妇为1%～2%，40岁以上则可达3%～4%，其他一些异倍体也与孕妇年龄有关。

（2）不良生育史的孕妇，如生育过先天畸形、无脑儿、先天愚型及其他染色体异常患儿等。

（3）有反复流产、难孕、不能解释的围生期死亡（主要是多发性先天畸形）史的孕妇。

（4）夫妇一方是染色体平衡易位携带者。

（5）有家族性遗传病史或夫妇一方患有遗传病。

（6）孕期有可疑病毒感染的孕妇。

（7）孕期使用过致畸药物，如抗肿瘤药物、孕激素等的孕妇。

（8）孕早期有接触过有害物质史，如大剂量放射线等。

（9）患有慢性疾病的孕妇，如1型糖尿病（胰岛素依赖性糖尿病）、癫痫、甲状腺功能亢进症、自身免疫性疾病、慢性心脏病、肾病等。

（10）产前母血筛查高危者，如唐氏综合征（先天愚型）或神经管缺陷（NTD）筛查有高危因素者。

（二）产前诊断的方法

产前诊断是实行优生优育、提高出生人口素质的重要途径，其理想的效果是限制群体中所带有的有害基因繁衍。对一些患有严重遗传病的胎儿，经产前明确诊断后可终止妊娠，不使其成为社会和家庭的负担。产前诊断主要从4个方面来检测胎儿是否患有先天性、遗传性疾病。

1.观察表型

应用超声、X线、MRI、胎儿镜等检查，观察胎儿畸形。

2.染色体核型分析

利用羊水、绒毛细胞或胎儿血细胞培养，进行染色体核型分析，主要检出染色体疾病和脆性X综合征等。

3.分析基因产物

利用羊水、羊水细胞、绒毛细胞或胎儿血液等进行蛋白质、酶和代谢产物的分析，主要检测某些先天性代谢性疾病、血红蛋白分子病和神经管缺陷等。

4.基因检测分析

应用DNA分子杂交、限制性内切酶和PCR等DNA重组技术对病理基因进行检测分析。

随着分子生物学的进展、人类基因组计划的实施，已有人应用基因芯片（DNAChip）技术进行单基因遗传病的诊断，通过基因芯片人们可以大规模、高通量地对成千上万个基因同时进行研究，从而解决了传统的核酸印迹杂交技术操作繁杂、检测效率低的不足，这是今后基因检测发展的方向。

绒毛活检（CVS）：CVS已广泛用于妊娠早期遗传病的产前诊断，可在B超引导下经宫颈或经腹部穿刺取样，近年来国际上都倾向于经腹部穿刺，它具有不良反应小、容易掌握、成功率高等优点。CVS大多在妊娠8～12周进行，所需绒毛量仅为5～20 mg。

（1）绒毛细胞分析方法。

①直接法：取材后无须细胞培养即进行分析。

②培养法：将绒毛胚外中胚层间质细胞解离为单细胞悬液，在培养瓶内建立单层细胞培养，一般经过1～2周培养后再进一步分析。

（2）绒毛细胞分析的临床应用。

①直接法：具有快速、避免母体细胞污染等优点，但分裂指数低、染色体形态差，并可出现胎盘局限性嵌合体现象。

②培养法：经培养后收获细胞并制片，其染色体形态，显带质量优于直接法。主要缺点为可能发生母体细胞污染，文献报道其发生率为1%～2%，故绒毛染色体异常者还应进一步进行羊水细胞染色体核型复核。

（3）免疫玫瑰花环试验：可测定胎儿的RH表型，用于诊断母胎血型不合，及早进行妥善处理。

（4）绒毛细胞内酶活性测定：由于绒毛细胞中酶活性较稳定，不受孕周增加的影响，故可以用于某些代谢性疾病的诊断。

（5）用于单基因遗传病的基因诊断：提取绒毛细胞DNA，应用PCR技术，通过探针杂交、酶切位点多态性（RFLP），进行基因连锁分析，目前主要用于诊断血友病、珠蛋白生成障碍性贫血（地中海贫血）、镰状细胞贫血、杜兴肌营养不良（DMD）等单基因遗传病。

5.羊膜腔穿刺

（1）穿刺时间：一般羊膜腔穿刺选择在16～20周进行。此期穿刺优点如下：

①羊水量多，经腹壁穿刺进针容易，不易伤及胎儿。

②此期羊水内有活力细胞比例高，培养容易成功。

③检查发现问题可及时妥善处理。近年来，亦有报道进行妊娠早期（孕10~14周）的羊膜腔穿刺，但由于妊娠早期羊水量少，操作相对比较困难，其故确切的临床诊断效果、不良反应还有待进一步的评价。

（2）羊水细胞培养：其目的是在人为培养条件下获得更多的胎儿细胞，便于进行有效的产前诊断，如染色体核型分析。

（3）临床应用：羊膜腔穿刺的应用范围广泛，既可用于诊断也可用于治疗。

（4）安全问题：国内外大量实践证明，羊膜腔穿刺对孕妇和胎儿较安全，很少引起早产、流产或胎儿畸形，流产率和早产率与对照组比较无明显增高，文献报道与羊膜腔穿刺相关的流产率为0.5%偶可见术后腹部胀痛、感染或羊水渗漏等。

（5）禁忌证如下：

①有稽留产或先兆流产的孕妇。

②有出血倾向的孕妇。

③盆腔或宫内感染的孕妇。

6.胎儿血采样

胎儿血采样又称脐带穿刺，一般在妊娠17~39周进行，胎儿血采样后，胎儿流产的危险概率取决于取样的适应证和操作者的经验，一般与操作有关的流产概率大致为1%。胎儿血样本应用主要有以下几个方面。

（1）快速核型分析：对就诊较迟，出现可疑的羊水细胞嵌合体，超声提示胎儿有与染色体异常关系密切的结构畸形，羊水过少等情况，脐带穿刺是最理想的检查方法。胎儿血细胞培养只需48小时，制备染色体形态好，成功率高，特别在确诊脆性X综合征方面是羊水和绒毛检查无法比拟的。

（2）单基因疾病的诊断：血友病及α-、β-珠蛋白生成障碍性贫血可通过基因诊断技术对羊水或绒毛细胞DNA进行分析，但仍有20%的血友病患者需要检查胎血中的凝血因子Ⅷ、Ⅸ，40%的β-珠蛋白生成障碍性贫血需查胎儿β/γ血红蛋白的比例才能确定。而α-珠蛋白生成障碍性贫血的胎儿血血红蛋白电泳分析比DNA分析更为迅速。此外，部分严重的溶血性贫血和慢性肉芽肿病等代谢性疾病只能通过胎儿血分析进行诊断。

（3）胎儿宫内发育迟缓（IUGR）的监测：胎儿宫内发育迟缓时血pH、氧分压（PO_2）、氧饱和度、血糖、血脂、胰岛素水平、氨基酸浓度等有改变，通过胎儿血液生化指标的测定，可对症状前代谢异常的宫内发育迟缓胎儿做出早期诊断。

（4）宫内感染的诊断：通过对胎儿血清特异性抗体IgM的测定，可对弓形虫病、单纯疱疹、风疹、巨细胞包涵体病、艾滋病等进行宫内诊断；对缺乏血清学证据的尚可通过电镜直接检查胎血中的病毒颗粒。

7.B超检查

自1972年Campbell等报道第一例经产前超声诊断的胎儿畸形以来，由于B超性能的不断提高、专业队伍的日益壮大，同时B超检查对胎儿的无损伤性，使得该检查在产前诊断中的应用范围越来越广泛。

8.孕妇血液学检查在产前诊断中的应用

（1）唐氏综合征的产前母血筛查：20世纪70年代后期，英国学者在应用甲胎蛋白（AFP）产前筛查NTD的过程中发现怀有唐氏综合征胎儿的孕妇血清中AFP浓度下降。到20世纪80年代后期，Wald等发现妊娠早中期孕妇血清中多种生化指标改变与胎儿唐氏综合征有关，目前最为确定的指标有妊娠相关蛋白A（PAPP-A）、AFP、游离雌三醇、绒毛膜促性腺激素（hCG）（或游离β-hCG）4个。在唐氏综合征胎儿母亲，血清妊娠相关蛋白A、AFP和pE3浓度与相同孕周的中位数值比较明显降低，而血清hCG（或游离β-hCG）浓度明显增高。当前世界各国普遍应用妊娠相关蛋白A+游离β-hCG结合孕妇年龄作为妊娠早期筛查唐氏综合征的指标，而应用AFP+hCG（或游离β-hCG），加或不加μE3结合孕妇年龄作为妊娠中期唐氏综合征的产前筛查。据报道，通过筛查和风险率的评估，假阳性率为5%时，有60%~70%的唐氏综合征胎儿被检出。

（2）母血胚胎细胞的提取：胚胎细胞能经胎盘屏障转移到孕妇的血液循环中，提示可以利用孕妇外周血提取胚胎细胞进行产前遗传病的诊断。目前已知孕妇血液中存在幼稚红细胞、滋养细胞和淋巴细胞3种胚胎细胞，它们大多处于增殖状态，而且其表面存在特异性标志，如膜抗原、蛋白、受体等。胚胎细胞一般在妊娠6周后出现，其含量随着妊娠期的增加而升高，可由妊娠早期的1/100万上升至后期的1/10万。至于胚胎细胞在母体中存留的时间至今还未明确，有报道在分娩后8周，母体中胚胎细胞基本消失。1991年Price应用胚胎细胞分离和原位荧光杂交（FISH）技术诊断出一例妊娠10周的18-三体综合征男性胎儿。此后，相继有成功应用该方法诊断胎儿18-三体综合征和唐氏综合征（21-三体综合征）的报道。母血胚胎细胞的提取最大的优点是无损伤性，目前提取的成功率为60%~80%，影响该项技术发展的最主要障碍在于以下几方面。

①是否每次妊娠都发生胚胎细胞的转移。

②妊娠什么时间分离最为合适，分离何种细胞最佳。

③胚胎细胞残留在母亲体内的时间有多长。

作为无损伤性产前诊断的技术，母血胚胎细胞分离技术有着相当大的发展前景。

二、产后诊断

出生缺陷临床表现多样，部分严重畸形产前即可诊断，而绝大多数的出生缺陷，即使产前已被发现和怀疑，仍需进行产后诊断，才能做出最终诊断，如内脏畸形、微小畸形等。此外，还有一部分出生后数月或数年才显现出来的出生缺陷，需经过实验室筛查才能早期发现和诊断，如苯丙酮尿症等先天性代谢性疾病。

（一）临床诊断

婴儿出生后应进行从头到足、从前到后、从左到右、逐个器官全面的、系统的体格检查，避免遗漏可能存在的出生缺陷。

（二）实验室诊断

1.新生儿疾病筛查

（1）母体血清学筛查

孕早期或中期检测孕妇的人绒毛膜促性腺激素（B-hCG）、甲胎蛋白（AFP）等，除了可以筛查胎儿染色体异常外，还可以帮助判断是否存在胎儿神经管缺陷。

（2）TORCH等病原微生物感染的血清学检测

可筛查某些先天畸形的高危因素。

2.染色体和基因检测

侵入性检查：如羊膜腔穿刺、脐静脉穿刺、绒毛活检，可获得胎儿细胞，进行染色体核型分析或基因检测。

无创DNA检查：近年来，通过采取孕妇外周血中游离胎儿DNA的无创性途径也可以用于胎儿13、18、21等染色体非整倍体的检测，但不属于产前诊断范畴。

3.影像学检查

产后超声检查可诊断内脏畸形。X线平片检查可发现骨骼系统先天畸形，还可对部分神经系统出生缺陷（如单脑室、脑积水）、消化系统出生缺陷（如膈疝）及心血管系统出生缺陷（如部分先天性心脏病）进行辅助诊断。

4.尸体解剖和病理学检查

对于死胎、死产或死婴应进行尸体解剖，明确死因，这样有利于再次妊娠的优生咨询。

5.其他

超声心动图检查有助于先天性心脏病的诊断。

第四节 出生缺陷的预防和优生咨询

出生缺陷有"三级预防"策略。一级预防是指通过健康教育、孕前保健及遗传咨询等孕前阶段的综合干预措施，减少出生缺陷的发生；二级预防是指通过孕期筛查和产前诊断识别胎儿的严重先天缺陷，早期干预，以减少出生缺陷儿的出生；三级预防是指对新生儿疾病的早期筛查、早期诊治，避免或减轻致残，以提高患儿生活质量。

一、一级预防

（一）全民健康教育

通过多种形式宣传普及预防出生缺陷科学知识，提高全民预防意识。

（二）孕前和围孕期保健

孕前和围孕期保健包括以下3部分。

1.风险评估

风险评估是孕前保健的第一步，即主要通过询问家族史、遗传史、既往生育史以及对各类风险因素进行筛查，结合特定的实验室检查（如风疹抗体测定等），对计划妊娠的育龄夫妇进行遗传风险、患病及用药、致畸物接触、不良行为和生活方式、营养状况等方面的风险评估。

2.孕前咨询和健康教育

主要是针对筛查识别出的遗传风险或环境致畸风险因素进行孕前健康生育咨询和健康促进。

3.知情选择和干预行动

由育龄夫妇在知情选择的基础上采取各种干预行动。其主要包括以下几个方面：计划妊娠，合理选择生育时机，避免大龄生育；合理膳食，保证充足的蛋白质及微量营养素；疫苗接种，如接种风疹、流感、乙型肝炎疫苗等；控制感染和治疗各种慢性病和传染病；改正不良生活习惯，控烟控酒，保证充足睡眠，避免密切接触宠物，保持良好的心理状态；避免不良行为和职业危害，脱离有毒或有害的工作环境等。

（三）高危人群指导

对高危人群要重点做好预防出生缺陷的一级预防，重点进行孕前指导及遗传咨询。

二、三级预防

除了新生儿遗传代谢病筛查、听力筛查和早期干预外，WHO还建议对出生后3个月的婴儿进行常规髋外展检查，并结合X线和超声检查，以早期诊断先天性髋关节脱位并予以早期治疗。对单发先天畸形，如唇/腭裂、肛门闭锁、马蹄内翻足，应适时进行手术矫治，并加强功能恢复性训练，以期取得良好的疗效。

第五节　出生缺陷的预防保健

出生缺陷是指出生前已存在、出生前或出生后数年内发现的结构或功能异常，包括先天畸形、残疾和染色体异常等。其病因较为复杂，至今仍有65%～70%的出生缺陷病因不明。目前认为主要是由遗传（基因突变或染色体畸变）、环境因素（生物、药物、化学和物理等因素），或两者共同作用于妊娠前及妊娠过程，造成胚胎或胎儿发育异常。其中，由遗传因素所致约占20%，由环境因素所致约占10%。我国出生缺陷的发生率约5.6%，每年新增出生缺陷近90万例，发生率呈逐年上升趋势。随着我国人口政策的调整，孕产妇群体人口及特征正发生新的转变。医护人员须通过规范的妊娠前和产前咨询、产前筛查及产前诊断，及时发现和正确处理妊娠不良影响因素，减少不良妊娠结局，降低围生儿发病率和出生缺陷发生率，以保证母儿生命安全，提高人口质量。

一、妊娠前和产前咨询

妊娠前与产前咨询是出生缺陷一级预防的重要手段，能够有效降低出生缺陷发生率。妊娠前咨询和保健的目的，是通过评估和改善计划妊娠夫妇的健康状况，减少或消除导致不良妊娠结局的危险因素，预防出生缺陷的发生；产前咨询是指针对各种高危因素，评估本次妊娠发生出生缺陷的风险，对夫妇双方进行解释及根据不同适应证给予产前筛查和产前诊断，并解释检查结果及可能发生的妊娠结局。

（一）妊娠前咨询

1.最佳生育年龄

女性一般在23～25岁身体各器官完全发育成熟，最佳生育年龄为25～29岁，此时生育力旺盛，是妊娠和分娩的有利时机。20岁前生育第1胎者，其流产、早产、难产及新生儿窒息、新生儿体质量过低等的发生率较高。年龄超过30岁的妊娠患者，其罹患妊娠糖尿病、妊娠高血压等妊娠并发症，以及围生儿出生缺陷的风险随着年龄增高而逐渐增加。35岁后生育力逐渐下降，35岁时仅为25岁时的50%，40岁时继续下降至35岁时的50%。女性生育力下降的主要原因是随着年龄增高，卵巢内卵母细胞质量与数量逐渐下降，导致卵巢储备功能、对外源性促性腺激素的反应能力、胚胎着床率及妊娠率均降低。另外，子宫内环境，包括子宫内膜容受性、子宫腔正常形态和适当子宫张力会随年龄增高明显变差。35岁后，女性生殖细胞发生突变的概率也会逐渐增加。20～34岁生育者唐氏综合征（21—三体综合征）的发生率为1：2000，35岁生育者为1：270，40岁生育者为1：100，而45岁生育者则高达1：25。

2.最佳受孕时机

患有糖尿病、高血压、甲状腺功能亢进症、贫血等慢性病或任何疾病急性期的女性，最好在病情痊愈或获得较好控制后再计划妊娠。另外，从计划妊娠开始至整个妊娠期，女性均应避免接触不良环境因素，如病毒感染、化学毒物、放射性物质或对胎儿有毒性的药物等。最佳受孕时间一般为5～7月份，这一时期应季蔬菜及水果较为丰富，有利于妊娠女性增加营养，顺利度过妊娠初期；而临产期正值春末夏初，气候适宜，也为分娩提供了良好条件。

3.重点咨询对象

患有慢性病或疾病急性期者，计划妊娠前须进行咨询，以了解病情，明确是否可以妊娠及如何安全度过妊娠期。有流产、死胎、畸形儿等不良生育史者，须进行妊娠前咨询及检查，以确定是否存在遗传病、染色体异常、内分泌疾病、感染等，并给予相应处理，避免再次发生不良妊娠结局。另外，叶酸缺乏可导致神经管缺陷，因此，计划妊娠者应在妊娠前3个月至妊娠3个月内每天口服叶酸0.4～0.8 mg，以预防神经管缺陷的发生；抗癫药物会干扰叶酸的吸收，因此，既往发生过神经管缺陷或因服用卡马西平等抗癫痫药物的患者，妊娠前和妊娠早期需每天补充叶酸4 mg。

（二）产前咨询

对于存在夫妇双方之一或亲属中罹患某种遗传病、曾生育低能儿或残疾儿、女方习惯性流产、结婚多年不孕、妊娠3个月内接触过可疑有害物质等情况者，在妊娠前咨询的基础上还须做进一步的产前咨询。

二、产前筛查

产前筛查是指通过一定的检测方法对妊娠女性进行筛查，发现子代具有罹患遗传病或先天畸形高风险的可疑人群，以便对可疑人群的胎儿进行遗传病或先天畸形的产前诊断。主要检测方法包括血清生化检测和超声检查。妊娠早期及妊娠中期血清标志物筛查，主要是针对唐氏综合征、18—三体综合征、13—三体综合征及神经管缺陷等遗传病进行筛查。超声检查妊娠$10^{+4} \sim 13^{+6}$周胎儿颈项透明层厚度，对上述出生缺陷的筛查率可达80％以上。同时检测胎儿鼻骨是否缺损，有助于提高筛查率。妊娠20～24周进行超声检查，主要是筛查胎儿是否患有严重畸形，如无脑儿、脑膨出、开放性脊柱裂、胸腹壁缺损、内脏外翻、单腔心等。

第五章　婴幼儿五官异常问题及处理

第一节　婴幼儿眼及视力常见问题及保健

一、婴幼儿眼及视力问题的症状与处理

（一）眼表感染性疾病常见体征

1.结膜充血

特点是表层血管充血，穹隆部较为明显，角膜缘方向充血减轻。

2.结膜分泌物

分泌物可为脓性、黏液性和浆液性。

3.乳头增生

在生理状态下，翻转上眼睑后于睑结膜的上缘可见一些大乳头，是结膜炎症的非特异性体征。上睑结膜乳头增生主要见于春季结膜炎和结膜对异物的刺激反应，下睑出现时多见于过敏性结膜炎。

4.球结膜水肿

血管扩张时，渗出液进入疏松的球结膜下组织，导致结膜水肿，急性过敏性结膜炎、淋球菌或脑膜炎球菌结膜炎、腺病毒结膜炎都有明显的结膜水肿。

5.滤泡

滤泡形成由淋巴细胞反应引起，呈外观光滑、半透明隆起，滤泡散在分

布，常发生上睑结膜和下穹窿结膜，也可见于结膜缘部结膜。

（二）常见眼表感染性疾病

1.结膜炎

结膜炎是眼科最常见的眼表疾病之一。最常见的致病微生物可为细菌、病毒或衣原体，还有部分是免疫性病变。常见体征有异物感、烧灼感、痒、畏光、流泪。

预防与治疗：根据不同的致病菌用药，传染性结膜炎患者应隔离，幼儿园儿童患者用过的用品要隔离，做好晨检，严格把关，及时隔离，及时处理，医务人员检查好患者要洗手消毒，防止交叉感染。

2.睑腺炎

睑腺炎是化脓性细菌侵入眼睑腺体而引起的一种急性炎症。如果是睫毛毛囊或其附属的皮脂腺或变态汗腺感染，称为外脂腺炎，以往称为麦粒肿。如果是睑板腺感染，称为内睑腺炎。

预防与治疗：不用手或衣袖擦眼，加强锻炼提高抵抗力。早期应局部热敷，每日滴用抗生素。当脓肿形成时应切开排脓，切忌挤压排脓。

3.睑板腺囊肿

睑板腺囊肿是由于慢性结膜炎或睑缘炎而致睑板腺出口阻塞，腺体的分泌物储留在睑板内，对周围组织产生慢性刺激而引起。

预防与治疗：小而无症状的睑板腺囊肿无须治疗，只要待其吸收即可。较大的睑板腺囊肿可以通过热敷或囊腔内注射糖皮质激素促其吸收，如仍不能消退应在局部麻醉下手术切除。

（三）近视

在调节放松状态下，平行光线经眼球屈光系统后，聚焦在视网膜之前，称为近视。近视分为单纯性近视与病理性近视。

近视度数分类：轻度近视<-3.00D，中度近视-3.00~-6.00D，高度近视>-6.00D。

近视的临床表现：远距离视物模糊，近距离视力好，集合功能相应减弱，使用的集合也相应减少。由于看近时不用或少用调节，所以易引起外隐斜或外斜视。

预防与治疗：高度近视除有遗传因素以外，还与个人后天不合理用眼分不开。预防近视的根本措施是写字姿势要端正，眼与书本距离在33 cm。避免长时间写字、读书和看电子视频，注意让眼得到休息。每天户外活动1~2小时，把眼看向远方，让眼放松。

（四）远视

当调节放松时，平行光线经过眼的屈光系统聚焦在视网膜之后，称为远视。

远视度数分类：低度远视＜+3.00D，中度远视+3.00~+5.00D，高度远视＞+5.00D。

远视与年龄：婴幼儿时期为生理性远视，随着年龄增长，远视度数逐渐减少。＜6岁时，低、中度远视者无任何症状，因为调节幅度很大，近距离阅读的需求也较少。

高度远视者通常于体检时发现，或者是伴随调节性内斜视而被发现。

与远视有关的问题如下。

（1）屈光性弱视：一般发生在高度远视且未在6岁前给予适当矫正的儿童。

（2）内斜：当调节发生时，必然会出现集合，如果内斜持续存在必然会出现斜视性弱视。

（3）假性视盘（视乳头）炎：多见于眼球较小的远视眼。

（4）远视：矫正使用凸透镜。

（五）散光

由于眼球在不同子午线上的屈光力不同，平行光线经过眼屈光系统后不能形成焦点的屈光状态称为散光。

散光类型：分为规则散光与不规则散光。散光对视力的影响取决于散光的度数和轴位。散光度数高或斜轴散光对视力影响较大，逆规散光对视力的影响比顺规散光大。通过佩戴框架眼镜来矫正。

（六）内斜视

一眼或两眼的瞳孔经常向中间倾斜，称为内斜视，俗称对眼。调节性内斜视中度或高度远视性屈光不正，使用睫状肌麻痹药散瞳或佩戴合适的矫正眼镜可以矫正眼位。有弱视者先治疗弱视，全屈光配镜，每6个月散瞳验光1次，调整眼镜须满足视力与眼位关系。

戴镜3～6个月后眼位不能完全矫正，调节部分继续戴镜矫正，非调节部分应手术矫正。

（七）弱视

弱视是视觉发育期内由于异常视觉经验（单眼斜视、高度屈光不正，以及形觉剥夺）引起的单眼或双眼最佳矫正视力下降，眼部检查无器质性病变。

弱视分类：斜视性弱视、屈光参差性弱视、屈光不正性弱视、形觉剥夺性弱视。

弱视分度：轻度，$0.6 \leqslant$ 矫正视力 $\leqslant 0.8$；中度，$0.2 \leqslant$ 矫正视力 $\leqslant 0.5$；重度，矫正视力 $\leqslant 0.1$。

预防与治疗：早期发现，早期诊断，早期治疗是至关重要的；建立视觉通道；屈光不正的矫治；"遮盖+精细工作"训练；辅助治疗（红色滤光片、光栅、后像、红光闪烁治疗仪等）。

二、婴幼儿眼及视力保健指导

（一）视觉发育

婴儿满月时进行光照反应检查，以发现眼部结构异常。检查者将手电灯快速移至婴儿眼前照亮瞳孔区，重复多次，两眼分别进行。婴儿出现反射性闭目动作则为正常。

3个月的婴儿进行瞬目反射检查和红球试验，以评估婴儿的近距离视力和注视能力。瞬目反射检查时，受检者取顺光方向，检查者以手或大物体在受检者眼前快速移动，不接触到受检者，婴儿立刻出现反射性、防御性的眨眼动作则为正常。红球试验时，用直径5 cm左右色彩鲜艳的红球在婴儿眼前20～33 cm距离缓慢移动，可以重复检查2～3次，婴儿出现短暂寻找或追随注视红球的表现则为正常。

视力检查方法有以下几种。

1.选择性观看法（适用1.5岁以前婴幼儿，见表5-1）

表5-1　选择性观看视力表

序号	1	2	3	4	5	6	7	8
视力	0.01	0.15	0.20	0.25	0.30	0.40	0.50	0.60

2.点状视力表（适用1.5～3岁幼儿，见表5-2）

表5-2　点状视力表

视标序号	1	2	3	4	5	6	7	8	9
相对视力	0.025	0.05	0.01	0.02	0.25	0.33	0.50	0.66	1.00

3.字母匹配法（适用3岁幼儿）

正常：任一眼能匹配字母活页本中所有的字母或最小1个字母，表示该眼正常。但是，斜视的儿童即使能匹配所有字母或最小1个字母，仍应到眼科或儿童眼保健科复查。

可疑：任一眼不能匹配字母活页本中最小2个字母（H3、03）时，表示该眼可疑，应过3个月再复测1次，若未提高应到眼科或儿童眼保健科复查。

低常：任一眼不能匹配字母活页本中标记T4、V4或更大的字母，表示该眼视力低常，应到眼科或儿童眼保健科复查。

4.视力表检查（适用4岁及以上儿童）

视力表检查是指采用国际标准视力表或对数视力表检查，检测距离5 m，视力表照度为500 Lux，视力表1.0行高度同受检者眼高度。检查时，一眼遮挡，但勿压迫眼球，按照先右后左顺序，单眼进行检查。自上而下辨认视标，直到不能辨认的一行时为止，其前一行即可记录为被检者的视力。

正常：3岁视力0.5～0.6，4岁0.6～0.8，5岁0.8～1.0，6岁≥1.0。此外，若视力正常，伴有斜视，仍应到眼科或儿童眼保健科做进一步检查。

低常：3岁视力<0.5，4岁<0.6，5岁<0.8，6岁<1.0，或双眼视力差异者，建议到眼科或儿童眼保健科做进一步检查。

注意事项：被检者在检查中不偷看、不背表、不眯眼、不揉眼，如觉视物模糊，可允许休息片刻再查；初次检查的儿童，尤其年龄小、对物反应欠佳的儿童应于检查前耐心教会辨认视标的方法，可嘱家长先教；如刚参加完剧烈运动后，不要马上查视力，须先休息，再查；先查右眼，后查左眼，检查一眼时，另一眼可用遮眼匙遮住，遮眼时勿压迫眼球，否则影响视敏度；若用2.5 m距离平面镜反光检查，镜子质量应合格，不变形、不放大或缩小。

（二）眼位检查方法

眼位异常包括单、双眼外斜，内斜，上斜视等。

6月龄婴儿进行视物行为观察和眼位检查（角膜映光加遮盖试验），将手电灯放至婴儿眼正前方33 cm处，吸引婴儿注视光源；用遮眼板分别遮盖婴儿的左、右眼，观察眼球有无水平或上下移动。正常婴儿两眼注视光源时，瞳孔中心各有一反光点，分别遮盖左、右眼时没有明显的眼球移动。

1～3岁幼儿进行眼球运动检查，以评估幼儿有无视力障碍和眼位异常。自幼儿正前方，分别向上、下、左、右慢速移动手电灯。正常幼儿两眼注视光源时，两眼能够同时同方向平稳移动，反光点保持在两眼瞳孔中央。

（三）早期发现，及时就诊

识别儿童常见眼部疾病，儿童若出现眼红、畏光、流泪、分泌物多、瞳孔区发白、眼位偏斜或歪头视物、眼球震颤、不能追视、视物距离过近或眯眼、暗处行走困难等异常情况，应当及时到医院检查。儿童应当定期接受眼病筛查和视力评估。

有条件者从出生即可观察小儿视力发育情况，无条件者从3岁以上（托幼机构可从小班）做起，每6个月检查1次，或在每年体检时结合进行。

（四）注意用眼卫生

（1）培养良好的用眼卫生习惯，包括培养正确的看书、写字姿势和正确的握笔方法，在良好的照明环境下读书、游戏。

（2）儿童持续近距离注视时间每次不宜超过30分钟，操作各种电子视频产品时间每次不宜超过20分钟，每天累计时间建议不超过1小时。尽量避免2岁以下婴幼儿操作各种电子视频产品。眼与各种电子产品荧光屏的距离一般为屏面对角线的5~7倍，屏面略低于眼高。

（3）屈光不正，儿童要到具有相应资质的医疗机构或眼镜验配机构进行正规散瞳验光，调整眼镜屈光度，不要配戴劣质或不合格的眼镜。

（4）不要盲目使用眼保健产品，要在专业医师指导下合理、适度使用。

（5）合理营养，平衡膳食，并经常到户外活动，户外时间每天不少于2小时。

（五）防止眼外伤

（1）儿童应当远离烟花爆竹、锐利器械，不要在放置强酸、强碱等危险品的场所活动，也要防止宠物对眼的伤害。

（2）注意儿童玩具的安全性。

（3）儿童眼进异物，或眼球扎伤、撞伤，要及时到设有眼科的医疗机构就诊。

（六）预防传染性眼病

（1）教育和督促儿童经常洗手，不揉眼。

（2）不要带患有传染性眼病的儿童到人群聚集的场所活动。

（3）社区或托幼机构应当注意隔离患有传染性眼病的儿童，防止疾病传播蔓延。

第二节　婴幼儿耳及听力常见问题及保健

一、婴幼儿常见耳问题的症状与处理

（一）耳聋

耳聋，广义上是指听觉系统的部位出现病变导致的听觉障碍。耳聋按发生时间可分为先天性耳聋和后天性耳聋。先天性耳聋顾名思义就是出生前由于遗传、病毒、药物、缺氧等导致的听力障碍，其可能遗传也可能不遗传。后天性耳聋是出生后由于遗传、药物、炎症、病毒、噪声等导致的听力障碍。按病变部位分可分为传导性耳聋、感音神经性耳聋、混合性耳聋。传导性耳聋是指传音结构病变导致的耳聋，比如说，中耳炎、听骨链缺失。感音神经性耳聋是耳蜗等感音器官或听觉神经受损导致的，比如，因耳蜗毛细胞缺氧导致的耳聋。混合性耳聋指既有传导性耳聋又有感音神经性耳聋。按照程度来分可分为轻度、中度、中重度、重度和极重度（表5-3）。按照病因来分可大体分为药物性耳聋、噪声性耳聋、遗传性耳聋、创伤性耳聋、感染性耳聋等。

表5-3　耳聋的分级

耳聋分级	平均听阈（dB）	交　流
轻度	25～40	听低声谈话有困难
中度	41～55	听一般谈话有困难
中重度	41～55	需大声说话才能听清
重度	71～90	需耳旁大声才能听到
极重度	＞90	耳旁大声都听不清

注：以纯音测听所得言语频率听阈的平均值为标准，我国法定以500 Hz、1000 Hz、2000 Hz 3个频率为标准。

（二）耳聋的分类

1.中耳炎症性耳聋

中耳炎是婴幼儿常见的疾病，可分为分泌性中耳炎和化脓性中耳炎。因为婴幼儿咽鼓管短、平、直，致病菌容易通过该途径感染中耳，同时由于婴幼儿免疫力低下，容易感染导致中耳炎。

（1）分泌性中耳炎：一般认为是咽鼓管功能不良、感染及变态反应引起，常伴有腺样体肥大、慢性鼻窦炎、过敏性鼻炎等鼻腔因素。其最主要的症状就是听力下降，耳痛比较轻微，偶有耳鸣，因为婴幼儿不会表达，大多无听力下降的主诉，常常被家长忽略。听力下降儿童常表现为呼之不应、注意力不集中、学习成绩下降、看电视开大声等。听力下降以传导性耳聋为主，如病程较长，可导致鼓室结构粘连、毒素损伤内耳，导致不可逆的混合性耳聋。分泌性中耳炎有自愈的可能性，如观察3个月后听力无好转可考虑药物治疗。药物治疗主要包括抗生素、鼻喷激素、减充血药物等。若药物治疗无效，或病程超过4个月听力持续下降，或反复发作影响儿童语言发育时，可考虑手术治疗，主要包括鼓膜置管术和腺样体切除术。

（2）急性化脓性中耳炎：是最常见的儿童感染性疾病，往往耳痛剧烈，较大的儿童会说耳痛，小儿常常表现为激惹、烦躁不安、抓耳，容易误诊，等到耳流脓后才发现是中耳炎，常伴发热。当耳流脓后，耳痛和发热反而好转。急性中耳炎如不能及时得到治疗，容易导致鼓膜穿孔等后遗症，或迁延成分泌性中耳炎或慢性中耳炎，影响听力。药物治疗以足量、足疗程的抗生素为主。

（3）慢性中耳炎：指中耳长期慢性炎症和感染，表现为反复耳道流脓、耳痛、鼓膜穿孔、听力下降等。可分为慢性单纯型中耳炎和胆脂瘤型中耳炎。药物治疗以口服抗生素或者抗生素滴耳液滴耳为主，若慢性中耳炎药物治疗无效或者合并胆脂瘤，可考虑手术治疗。

2.感染性耳聋

病原体感染累及听觉系统可造成耳聋，临床上常见的有流脑病毒、腮腺病毒、耳带状疱疹病毒、麻疹病毒、风疹病毒、梅毒、人类免疫缺陷病毒（HIV）等。这些病毒侵害内耳，往往导致感音神经性耳聋，造成突发性的或者迟发型的耳聋，且往往不可逆。

3.药物性耳聋

药物性耳聋指耳毒性药物导致耳蜗毛细胞损害导致的感音神经性耳聋。现今发现的耳毒性药物有上百种，主要包括氨基糖苷类抗生素（如庆大霉素）、抗疟疾药（如奎宁）、利尿药、镇痛药（如阿司匹林）、化疗药（如顺铂）等。并非所有的婴幼儿使用这些药物都会致聋，而是某些敏感个体才会发生。药物性耳聋可通过母系遗传，即如果母亲出现药物性耳聋，其子代均对该药物敏感；如果婴幼儿发生药物性耳聋，其母亲、舅舅、姨妈、外婆、同母兄弟姐妹均对此类药物敏感。其临床表现以耳聋、耳鸣为主，耳聋往往发生在用药1～2周后，由于婴幼儿不会诉说或者表达不清，极具隐蔽性。药物性耳聋往往呈双侧性和永久性损害，后果严重。

4.创伤性耳聋

创伤性耳聋指耳外伤、气压伤、爆震伤等导致的耳聋。婴幼儿发生坠落、摔倒、车祸等时容易出现耳外伤，导致耳部、鼓膜、中耳、内耳等损伤，从而导致传导性或感音神经性耳聋。爆震伤在战争年代中常见，炮弹等巨大的声响导致永久性耳聋在炮兵中常见；和平年代儿童最常见的就是鞭炮引起的爆震伤，可导致严重的永久性的感音神经性耳聋。

5.噪声性耳聋

噪声性耳聋指长期处于较强的噪声环境下导致的进行性的感音神经性耳聋。在现代工业社会，噪声暴露非常常见，如建筑工地、汽车噪声、随身听、KTV等。其进展缓慢且隐蔽，在儿童中往往受到忽略，待发现时，往往已经不可逆转。

（三）外耳湿疹、外耳疖肿、耵聍栓塞

1.外耳湿疹

外耳湿疹是外耳道皮肤过敏反应，可分为急性和慢性，在婴幼儿中常见。急性外耳湿疹可表现为耳部腔、耳后沟等处皮肤红肿、小水泡或者有黄色渗出，因为极其痒，婴幼儿常搔抓，耳郭皮肤往往有糜烂，表面可被覆黄色痂皮。慢性湿疹除瘙痒外，还存在外耳皮肤增厚、粗糙、结痂等，耳道内痂皮多，可堵塞外耳道。因外耳湿疹极其痒，特别是晚上，可影响婴幼儿睡眠。外耳湿疹严重时，累及鼓膜，或湿疹并发感染导致外耳道肿胀，或外耳道渗出较多，均可导致听力减退。治疗上以找到过敏原、避开过敏原和对症处理为主。药物治疗可短期在患处涂抹氧化锌软膏、艾洛松软膏等。

2.外耳疖肿

外耳疖肿是外耳道软骨部皮肤的局限性化脓性炎症，在婴幼儿中较常见，往往是因为外耳道湿疹时婴幼儿搔抓皮肤被葡萄球菌等细菌感染所致，表现为剧烈的耳痛，婴幼儿拒碰其耳道，或者碰到耳后哭闹。因咀嚼时耳痛明显，故影响其进食。检查可见耳道局限性红肿，触痛和牵拉耳廓痛反应明显。疖肿破溃耳道流出脓血，疼痛反而减轻。如疖肿较大或出现多发疖肿，或疖肿破溃脓液较多时，可导致外耳道堵塞影响听力。处理上早期可用抗生素治疗，疖肿成熟后可切开引流，疖肿自行破溃者可用4%硼酸酒精清洁耳道。

3.耵聍栓塞

耵聍栓塞系耳科门诊常见病，在婴幼儿中多见。外耳道耵聍少时，多无症状，少数可表现为耳痒。完全堵塞后可产生耳阻塞感，听力下降，刺激鼓膜可有耳鸣、眩晕。婴幼儿游泳或者洗澡进水，可致耵聍膨胀，导致突发听力下降和耳胀痛。检查可见外耳道褐色团块样物，质硬，继发感染可出现外耳道红肿。取耵聍可根据具体情况采用耳镊取出、耵聍钩勾出、耳道冲洗法、吸引器吸引法等。如继发感染可以口服抗生素或者使用抗生素滴耳液滴耳治疗。

（四）外耳道异物

外耳道异物多见于小儿，因小儿喜将小物塞入耳内，或者由于小昆虫等飞入或爬入外耳道所致。一般可分为动物性异物，如昆虫；植物性异物，如豆子、谷物等；非生物性异物，如纸巾、塑料玩具等。非生物性异物一般无症状，难以被家长察觉；动物性异物因其在耳道内爬行，甚至刺穿鼓膜，引起耳痒、耳痛；植物性的异物因遇水可膨胀，可在耳道进水后出现耳痛。家长如果发现婴幼儿耳道异物尽量前往医院处理，如发生动物性异物入耳道须先紧急处理，可往耳道内滴入植物油，限制其行动或者将其淹死后赴急诊医院，将异物取出。

（五）耳外伤

婴幼儿发生坠落、摔倒、车祸等时容易出现耳外伤，在农村由鞭炮引起的爆震伤也较常见。耳外伤根据部位可分为耳郭外伤、鼓膜和中耳外伤，以及内耳外伤。耳郭外伤可出现耳郭血肿、缺损和耳郭的离断，主要影响外观。鼓膜和中耳外伤可导致耳痒、耳痛、听力下降等，引起传导性耳聋。内耳外伤在儿童最常见的就是鞭炮引起的爆震伤，可导致严重的永久性的感音神经性耳聋。

二、婴幼儿耳及听力保健指导

耳聋，特别是感音神经性耳聋，往往"无药可治"，因此重在预防。有研究发现，影响最终语言能力的唯一相关因素是听力障碍发现的时间，而不是听力损害的程度。换句话说，不管听力损害的程度是轻度还是重度，只要在6月龄前被发现，且患儿的认知能力正常，经过干预后，患儿的语言能力基本上能达到正常水平。因此，早期发现婴幼儿听力的问题，进行早诊断、早治疗极其重要。

（一）婴幼儿耳及听力问题的早期表现

1.听觉反应迟钝

睡觉时异常安静，很少被大声吵醒，往往提示婴幼儿耳聋较严重；叫名字不回头次数较多，对大声有反应，对小声不理会，很可能有轻、中度耳聋；对拍手关门声有反应，对铃声不敏感，可能高频听力有问题；听声音时习惯将头转向一侧，可能单侧听力有问题。

2.言语发育迟缓

10个月仍不会发"baba""mama"等声音；1岁半时仍不会说1～2个有意义的词；2岁左右只会说1～2个词，如"爸""奶"；某些发音不准，如"3""4""7""10"等；只会重复别人的话，不理解别人说的话。

3.日常行为及交流

平时性格暴躁，不听指挥；平时较为孤独，不愿交流；别人和他说话，他不看别人；注意力不集中，常常答非所问；反问较多，常把电视音量放大；唱歌或做操时，常合不上节拍。

如果发现婴幼儿存在以上的3类情况，须尽快去医院检查听力。

（二）新生儿听力筛查和儿童听力筛查

实际上，仅仅靠家长的观察，几乎不能在1岁内发现婴儿的听力障碍，多数到了2～3岁仍不会说话时，才引起注意，然而这时候已错过干预的最佳时机。因此，我们需要靠仪器进行客观的筛查才能够更早地发现婴幼儿听力问题。2004年《新生儿疾病筛查技术规范》把新生儿听力筛查列为新生儿疾病筛查的常规项目。经过近10年筛查工作开展，我们发现新生儿听力筛查是实现早期发现新生儿听力障碍的客观、有效的方法。

新生儿听力筛查指用听力设备，在新生儿出生后自然睡眠或安静的状态下进行的客观、快速和无创的检查。在新生儿出生后3～5天住院期间进行初筛，如果未通过，在出生42天内对婴儿进行复筛。如果属于听力损失高危儿如重症监护病房患儿，即使通过初筛，也需要继续在42天、3个月、6个月进行听力复筛，随访至3岁。听力复筛未通过的婴幼儿需要进一步检查，确定有无听力损失、听力损失程度、听力损失的原因。存在听力问题的婴幼儿要尽早进行治疗，6个月内治疗效果最好。

然而，新生儿听力筛查也有其局限性，一方面是由于任何一项听力筛查技术都有假阴性，会漏诊部分耳聋儿童，另外更重要的一方面是因为迟发性耳聋。所谓的迟发性耳聋是指出生时听力是正常的，随着时间的推移，患儿的听力突然下降或者逐渐下降，在我国婴幼儿中此类耳聋发病率约0.75%，占儿童期耳聋总发病率的1/4。因此，国家为了让这类儿童能够得到早期发现、早期诊断和早期干预，在2013年发布了《0～6岁儿童耳及听力保健技术规范》。

（三）如何保护婴幼儿耳及听力

听力一旦受损，特别是感音神经性听力损害，治疗非常困难，往往是"无药可治"。因此，听力保健以预防为主，了解如何保护婴幼儿耳及听力极其重要，归纳起来应做到5个"防"。

1.防出生缺陷

孕期要注意防止对胎儿不利的各种因素，如烟、酒、辐射、感冒、疾病、药物等，特别注意预防与感音神经性听力损害有关的先天性感染，如弓形虫、梅毒、风疹病毒、疱疹病毒和巨细胞病毒等。另外，如果家族里有耳聋病史的，可在孕前进行耳聋基因检查，指导生育。

2.防外伤

不要随便掏耳朵、不要打孩子，要注意避免孩子高处坠落、交通意外等导致耳和头部外伤的情况发生。

3.防感染

要积极防治中耳、外耳炎症，可通过计划免疫接种等，防治容易导致感音神经聋的传染病，如风疹、麻疹、弓形虫、巨细胞病毒或单纯疱疹病毒感染、流行性腮腺炎、脑膜炎、艾滋病、梅毒等。

4.防噪声

注意避免各种工业噪声、生活噪声，注意不要让婴幼儿听高分贝的立体声音响或者用耳机听MP3，更不要带婴幼儿到KTV等高分贝噪音的场所。此外，特别要注意的是，近距离燃放鞭炮，其产生的高峰噪声来得非常迅猛，可能造成终身的听觉损害，因此，尽量避免儿童燃放鞭炮，即使要燃放，也应距离10 m以外，并捂住耳。

5.防耳毒性药物

所谓的耳毒性药物是指能够引起听神经系统损害而造成听力下降甚至全聋的药物，现发现百余种常见的有氨基糖苷类药物如链霉素、庆大霉素、卡那霉素、丁胺卡那霉素等，治疟疾药如奎宁，镇痛药如阿司匹林。这类耳聋往往是"一针见聋"，就是一旦用药，儿童听力就会受损。因此，如果能不用尽量不用。如果有耳毒性药物致聋家族病史的儿童去医院就诊，一定要提前告知医师。

第三节　婴幼儿口腔常见问题及保健

一、儿童龋病

（一）龋病病因四联因素理论

1.细菌

口腔中的主要致龋病细菌是变异链球菌，其次是某些乳杆菌和放线菌属。

2.食物

糖的致龋作用与其种类、摄入量和摄入频率有关，蔗糖的致龋作用较强。

3.宿主

宿主是指对龋病的易感程度，如唾液的流速、流量、成分，牙的形态与结构，全身状况等。

4.时间

龋病发病的每个过程都需要一定时间。

（二）乳牙龋病的危害

龋齿对于儿童的危害超过成人，既影响局部也影响全身。

1.局部危害

它会影响咀嚼功能，长时间偏侧咀嚼习惯导致面部发育不对称；牙咀嚼酸痛；根尖周炎影响替换恒牙；牙胚釉质发育不良，如特纳牙；残根、残冠导致口腔黏膜慢性创伤性溃疡；牙合关系紊乱等。

2.全身危害

咀嚼功能降低影响儿童营养摄入从而影响颌面部和全身的生长发育；影响正确发音；影响美观；全身性疾病，如低热、风湿性关节炎、蛛网膜炎、肾炎等；龋齿疼痛影响儿童学习、睡眠等。

二、口腔健康保健

（一）口腔健康的内涵

1981年，世界卫生组织制定了口腔健康标准：牙清洁、无龋洞、无疼痛感、牙龈颜色正常、无出血现象。我国于1988年起将每年的9月20日定为"全国爱牙日"。

（二）如何加强和做好口腔健康保健

要坚持以"预防为主，治疗为辅，防治结合"的总原则，加强临床与保健相结合，个体保健与群众保健相结合及社区保健与基层保健相结合的工作方针，做好三级预防。

一级预防（病因预防）：主要针对致病因子和提高牙抵抗力所采取的一切措施（如幼教老师、幼儿及其家长口腔健康教育，正确有效地刷牙，全身与局部应用氟化物，窝沟封闭等）。

二级预防（"三早"预防）：早发现、早诊断、早治疗。

（1）普查或定期口腔检查。

（2）通过口腔健康教育将疾病防治的基本知识教会群众，提高群众自我识别及保健的能力，如牙龈出血提示牙龈炎，牙周溢脓提示牙周病。

三级预防：对症治疗、防止牙丧失和恢复口腔功能的措施。

总之，应根据各年龄阶段的特点，采取相应的口腔健康保健措施。

（三）婴幼儿口腔健康保健

婴幼儿口腔健康保健是贯彻"预防为主"方针最重要的一环。

1.家庭口腔保健

（1）0～1岁婴儿

①进食后要给孩子喂些温开水。

②哺乳后，每天晚上由母亲或保育员用右手示指缠上消毒纱布，放入儿童口腔擦洗，揉搓牙，牙龈和腭部等。

③不要让儿童含奶瓶睡觉，否则易患"奶瓶龋"。

④1岁以后停止使用奶瓶，并适当添加稍硬辅食，刺激颌骨发育。

（2）1～3岁幼儿

①儿童口腔小，且注意力集中的时间短，口腔医师应指导父母教会和帮助儿童刷牙，母子2人可采用膝对膝法或喂奶斜抱式清洁儿童牙和按摩牙（选用硅橡胶制成的指套式牙刷或软毛小头的尼龙牙刷）。

②慎用含氟牙膏：儿童3岁前吞咽功能尚不太完善，儿童易误吞——可导致氟中毒（如氟骨症、氟斑牙等）。

③纠正口腔不良习惯，如吮指、咬唇、吐舌等——以防止牙颌畸形（如乳前牙反牙合等）。

2.幼儿园口腔保健

（1）做好口腔健康教育工作：举办培训班，对幼儿园教师进行培训，使其掌握口腔预防保健的基本知识（如乳牙的生长发育、乳牙保健的重要性、龋病的症状及预防、正确的刷牙方法等）。

（2）做好儿童口腔保健工作：开展群体预防保健，幼儿园教师应积极与口腔医师联系配合，定期对儿童进行口腔检查（每6个月1次或每年1次），开展刷牙，氟滴、氟奶、局部涂氟（如氟保护漆、氟化泡沫、含氟窝沟封闭）等预防措施。

（3）培养儿童良好的口腔卫生及饮食习惯：培养儿童学会正确的刷牙方法与餐后漱口，并教育儿童少吃或不吃零食、甜食，尤其是睡前，应多吃蔬菜、五谷杂粮等含纤维多的食品。

（4）家园配合保健：幼儿园应与家长配合共同促进儿童口腔健康，早发现、有病应及时治疗。

（5）预防前牙外伤：儿童正处于身体、生理、心理生长发育阶段，心智发育尚不健全，易发生外伤事故，应预防牙外伤，尤其是前牙。

3.合理营养，建立良好的饮食习惯

母乳是婴儿最好的天然食品，因母乳喂养关系到儿童颌面的生长发育，应注意哺乳姿势（婴儿体位过低，下颌易前伸，前牙反牙合，俗称"地包天"；体位过高，上颌下压，前牙开牙合，腭部高拱）。

牛乳、人工喂养应注意添加的蔗糖含量（一般为5%）；牛乳中钙磷比例不当，不利钙的吸收，应适当补钙。

婴儿5～6月起应补充各种半固体食物，满足婴儿生长需要，培养锻炼婴儿咀嚼能力，为断乳做准备，并促进颌骨发育和建立良好的饮食习惯（添加辅食应遵循从1种到多种，从少量逐渐增多的原则）。

（四）正确有效地刷牙

1.刷牙的作用和意义

（1）正确地刷牙，可去除口腔菌斑和软垢，预防龋病。

（2）牙刷的按摩可以增进牙龈组织的血液循环和上皮组织的角化程度，有助于增强牙周组织对局部刺激的防御能力，维护牙龈健康。

（3）不正确地刷牙（如拉锯式横刷法）既达不到清洁牙的目的，还可能造成牙龈损伤退缩，牙槽骨吸收或牙体楔状缺损。

2.正确的刷牙方法

（1）基本原则：简便易掌握，清洁牙效果好，不损伤牙体和牙周组织。

①水平颤动法（Bass刷牙法）。唇舌面：刷毛与牙面成45°，刷毛指向牙龈方向，使刷毛进入龈沟和邻间区，部分刷毛压于龈缘上作前后向短距离水平颤动。牙合面：刷毛紧压牙面，使刷毛端深入裂沟区作短距离的前后向颤动。

②旋转刷牙法（Roll刷牙法）。唇（颊）舌面：刷毛置于牙槽黏膜上，

刷毛与牙面长轴成45°，将牙刷由牙龈向冠方转动（上牙，由上往下；下牙，由下往上）。牙合面：将刷毛置于牙合面以水平方向前后擦洗。

③竖刷法。就是将刷毛尖端放在牙龈和牙冠交界处，顺着牙的方向稍微加压，上牙向下刷，下牙向上刷，牙的内外面和咬合面都要刷到。在同一部位要反复刷数次。这种方法可以有效控制菌斑及软垢，并能刺激牙龈，使牙龈外形保持正常。

（2）刷牙的次数、时间：早、晚各1次，每个部位重复8～10次（饭后漱口），每次3～5分钟。

3.牙刷的选择与种类

牙刷的选择如下。

（1）刷头要适合口腔的大小，刷毛须磨毛，末端呈圆钝状，软硬度适宜（儿童、老年人、牙周病患者选刷毛较软的牙刷）。

（2）刷毛宜选用优质的尼龙丝，直径为0.18～0.20 mm，细软，吸水性差，回弹性好，耐磨性强，可进入牙的邻间隙及龈沟，清除邻面及龈下菌斑（猪鬃刷毛易藏细菌且易分叉，不宜采用）。

几种特殊的牙刷：①刷柄颈部略弯，使刷毛达到后牙远中面。②戴固定矫正器者。刷毛的毛面呈"V"形或"U"形，使刷毛分跨于基托和钢丝的两侧，V形底的刷毛短且较坚硬，能更有效地去除基托和钢丝上的菌斑，两侧的刷毛较长软，用于清洁牙表面及按摩牙龈。③牙表面和牙齿之间的间隙以及最后一颗臼齿的远心面，需要单束毛牙刷进行刷洗。④生活不能自理的弱智儿童或手功能障碍，需别人帮助刷牙者，使用电动牙刷。

有3种刷洗动作：①60°的旋转；②前后水平运动；③前后水平方向颤动。

4.牙刷的保护

（1）牙刷用后要彻底洗涤，尽量甩掉刷毛上的水分，将刷头向上放入漱口杯中，置于干燥通风处（潮湿的刷毛易滋生细菌）。

（2）每隔一段时间，可用40%甲醛溶液熏蒸消毒。

（3）尼龙丝受高温易变形变曲，因此不宜在高温中洗涤，更不能用煮沸法消毒。

（4）每季度应更换1次或发现刷毛弯曲分叉应及时更换，否则不但达不到清洁作用，反而会造成牙龈损伤。

总之，所选的牙刷通常应当是毛束2～4#，每排6～8束毛，毛束一样长，刷头短且窄，刷毛较软。

三、口腔常见疾病的诊治

（一）乳牙早萌

它有两种早萌现象，一种称诞生牙（婴儿出生时口腔内已萌出的牙），一种称新生牙（出生后30天内萌出的牙）。

1.病因

它可能由于牙胚距口腔黏膜很近，也可能与种族特性有关。

2.临床表现

多见于下颌中切牙，多数是正常牙，少数为多生牙，常成对发生；牙冠形态基本正常，但牙釉质、牙本质菲薄，且矿化不良，牙根尚未发育或根发育很少，且只与黏骨膜连接而无牙槽骨支持，故牙齿松动影响吸奶或极度松动易自行脱落误吸入呼吸道导致危险。

3.治疗

早萌乳牙极度松动有移位和误吸的危险，应及时拔除，拔牙后应仔细搔刮拔牙窝，以去除牙源性的细胞残余；若早萌乳牙松动不明显可保留观察。

（二）急性假膜型念珠菌口炎

急性假膜型念珠菌口炎又称"鹅口疮"或"雪口"。

1.病因

病原菌为白念珠菌，多发于新生儿和6个月以内的婴儿。

2.临床表现

它好发于唇、舌、颊、软硬腭等黏膜，受损黏膜充血、水肿，散在凝乳状斑点，渐进融合成色白微凸的片状假膜，假膜与黏膜粘连不易擦去，全身反应多不明显，表现出拒食、啼哭不安等。

3.治疗

用1%～2%碳酸氢钠溶液轻轻擦洗以抑制念珠菌生长繁殖；局部涂布制霉菌素混悬液，每2～3小时局部涂1次；重症患儿口服克霉唑20～60 mg/（kg·d）分3次服；提醒家长注意口腔卫生及食具消毒；母乳喂养者应用碳酸氢钠溶液清洗乳头，及时换洗内衣。

（三）手–足–口病

1.病因

该病最常见的病原微生物是柯萨奇A16型病毒与肠道病毒71型，多发于3岁以下的幼儿，夏秋季最易流行。

2.临床表现

该病前驱症状为低热、困倦、淋巴结肿大，口咽部疼痛，第二天出现皮疹，呈离心性分布，多见于手指、足趾背面及指（趾）甲周围，也可见于手掌、足底、会阴及臀部。玫红色丘疹，1天后形成半透明的小水疱，2～4天吸收干燥，呈深褐色薄痂，脱落后无瘢痕。口腔黏膜出现散在的水疱、丘疹或斑疹，直径2～10 mm，数量不等，小水泡极易破溃成溃疡，上覆灰黄色假膜，周围黏膜充血红肿。幼儿常有流口水、拒食、烦躁等症状，病程一般为5～7日。

3.治疗

该病对症和抗病毒治疗；淡盐水或0.1%氯己定溶液漱口，局部外涂溃疡糊剂；口服维生素B$_1$、维生素B$_2$及维生素C等；密切观察患儿的全身状况。

（四）舌系带过短

1.临床表现

舌系带过短或其附着点靠前，舌前伸时舌尖呈W形，舌上抬困难，影响舌正常活动，或舌前伸时系带与下切牙切缘摩擦导致创伤性溃疡。

2.治疗

宜在1~2岁时行舌系带修整术。

（五）地图舌

地图舌是一种浅表性非感染性的舌部炎症，其病损的形态和位置多变，又称游走性舌炎。

1.病因

该病可能与遗传、免疫因素、微量元素及维生素缺乏有关，多见于幼儿期和少儿期。

2.临床表现

该病好发于舌背、舌尖、舌缘部。中央区表现为丝状乳头萎缩微凹，黏膜充血发红、表面光滑的剥脱样红斑；周边为丝状乳头增殖形成白色或黄白色的弧形边界，宽度为2~3 mm，且微微隆起呈地图状。一般无明显的自觉症状，局部无痛，可有灼热感、轻度瘙痒或对刺激性食物稍敏感。

3.治疗

防治该病应尽可能去除相关发病因素的影响；尽量避免食用热、辣、酸及干咸坚果等食物；局部注意口腔卫生；适当给予消毒防腐剂含漱、清洗；症状明显时可用0.05%氯己定溶液含漱，1%金霉素甘油等涂布。

（六）乳前牙反牙合

乳前牙反牙合（俗称"地包天"）即下颌乳前牙咬合时位于上颌乳前牙前面。

1.病因

家族遗传因素、先天性疾病（如腭裂）、全身性疾病（如佝偻病、扁桃体慢性炎症或肥大）、后天局部因素（如奶瓶喂养不良姿势、乳尖牙磨耗不足、咬上唇口腔不良习惯）等。

2.治疗

治疗目的是避免对患儿骨骼与肌功能发育、口腔咀嚼功能、颜面美观和心理健康产生影响。最佳矫治时间为3~5岁，疗程一般为3~6个月。

第六章　儿科不同治疗手段的护理方法

第一节　头皮静脉输液

一、概述

头皮静脉输液是将无菌溶液或药物直接输入头皮静脉的治疗方法。常见的穿刺部位有额正中静脉、额前静脉和颞浅静脉，亦可选择耳后静脉、枕静脉、眶上静脉及颅骨缝间隙静脉等。其中额正中静脉粗、直，不易滑动、易固定，一般为首选。

二、适应证

（1）短期或单次给药、输液量少，输液治疗小于4小时的患儿。
（2）因肥胖、水肿等特殊情况导致四肢静脉穿刺困难的患儿。

三、禁忌证

（1）头部皮肤感染、破溃、坏死及血肿的患儿。
（2）颅骨骨折及头部手术的患儿。

四、操作流程

（1）评估患儿的年龄、病情、过敏史、意识状态、营养状况、静脉治疗方案、药物性质等，选择合适的静脉输液工具。

（2）评估患儿穿刺部位皮肤、静脉弹性及充盈程度。

（3）评估患儿的心理状态及配合程度。

（4）评估患儿的静脉穿刺难易程度，是否需要静疗团队支持或运用血管可视化技术。

（一）计划

1.操作者准备

着装整洁，修剪指甲，洗手，戴口罩。

2.患儿准备

根据患儿的年龄做好解释工作，使患儿及其家属了解头皮静脉输液的目的、方法、配合要点及输液过程中的注意事项。输液前协助患儿排尿、排便或更换尿布。

3.环境准备

整洁、舒适、安静、安全、光线充足。

4.物品准备

在治疗室做好输液前的各项准备工作。

治疗车上层：治疗盘、0.5%碘伏、棉签、弯盘、按医嘱备液体及药物、胶布/输液贴、一次性溶药器及针头、一次性输液器、头皮针（5号/5.5号）、瓶套、开瓶器、砂轮、安全型剃刀、纱布、小软枕、一次性治疗巾、输液瓶贴、输液治疗卡、输液记录单、手消液。治疗车下层：生活垃圾桶、医用垃圾桶、锐器收集盒。

其他：输液架，必要时备约束工具、输液泵/注射泵。

（二）实施

1.输液前

（1）自我介绍，采用开放式提问、核对腕带信息等至少2种方式核对患儿身份，说明操作目的、完成各项评估、告知配合事项、取得患儿及家属配合。

（2）核对医嘱及输液治疗卡，洗手、戴口罩。

（3）检查液体及药物有无变质、沉淀、絮状物、过期。

（4）核对输液治疗卡及输液瓶贴，粘贴输液标签，消毒、加药、并签字。

（5）检查输液器，插输液器，关闭调节器，放置在治疗盘内。

2.输液中

（1）携用物至床旁，操作前核对患儿身份，洗手、戴口罩，将输液袋挂于输液架上，第一次排气。

（2）置软枕于床沿，铺一次性治疗巾，将患儿横卧于床中央，头枕于枕上，取侧卧/仰卧位，一名助手双手约束患儿头部，双肘夹紧患儿双臂，另一名助手约束患儿膝部，操作者立于患儿头端选择穿刺血管，必要时顺头发生长方向剃净穿刺部位毛发（告知家属，取得其理解与配合）。

（3）以穿刺点为中心消毒皮肤，由内向外，消毒直径≥5cm，自然待干，备胶布。

（4）再次以穿刺点为中心消毒皮肤，消毒直径≥5cm，自然待干。

（5）操作中查对，取下护针帽，第二次排气于弯盘中。

（6）穿刺者位于患儿头端，左手固定穿刺点前后皮肤，右手持针柄，在距静脉最清晰点后0.3cm处，与皮肤成15°～20°，将针头沿静脉向心方向平行刺入皮肤，然后将针头稍挑起，沿静脉走向徐徐刺入，见回血后将针头与皮肤平行再进入少许。

（7）穿刺成功，打开调节器，确认液体输入通畅，患儿无不适后，用胶布分别固定针柄、针眼，从针柄下交叉向上粘贴，将头皮针塑料管向上弯曲成一个小圆形后固定。

（8）指导家属横抱患儿，穿刺面朝外，一只手夹于家属腋下，看护另一只手防止拉拽输液器，必要时用全身约束法约束患儿。

（9）根据患儿年龄、病情及药物性质调节输液速度。

（10）操作后查对，撤软枕及治疗巾，整理床单，将呼叫器放于家属易取部位，指导其正确使用方法。

（11）正确处理操作用物，洗手，摘口罩。

（12）填写输液记录单。

（13）观察/询问患儿反应，向家属作输液相关知识的健康指导并告知注意事项。

3.输液结束后

（1）确认输液完毕，关闭调节器。

（2）揭开胶布，用无菌干棉签轻压穿刺点上方，快速拔针，局部按压至无出血为止。

（三）评价

（1）熟练简洁地实施护理操作，显示良好的临床知识、判断能力和技术。

（2）确保患儿安全，根据护理标准正确且有效率地执行查对、无菌原则、消毒隔离。

（3）尊重患儿，体现人文关怀。

五、注意事项

（1）小儿不宜首选头皮静脉。婴幼儿头皮静脉丰富、表浅，一旦发生药物外渗，局部容易出现瘢痕，影响皮肤生长和美观。

（2）在配药及穿刺过程中，根据病情需要，合理分配药物并注意药物浓度、剂量及配伍禁忌，严格执行查对制度和无菌技术操作原则。

（3）注意区分头皮动、静脉血管。

（4）穿刺中注意观察患儿的面色和一般情况，必要时暂缓穿刺。头皮针和输液管应固定牢固，防止头皮针移动脱落。

（5）根据患儿的病情、年龄、药物性质调节输液速度。

（6）加强巡视，观察速度是否合适，穿刺点局部有无红、肿、热、痛，以及有无输液反应发生。密切观察输液是否通畅、局部是否肿胀、针头有无移动和脱出。

（7）腐蚀性药物不应使用一次性静脉输液钢针。

（8）输液结束及时更换输液瓶或拔针。

六、并发症及处理

（一）误入动脉

小儿头皮静脉与同名动脉伴行，因患儿自身血管条件与护士操作等因素在头皮静脉穿刺时易发生误入动脉的情况。一旦误入动脉，应立即拔除针头，沿动脉走向用无菌棉签按压10分钟，确定无出血及局部血肿后停止按压。如出现穿刺部位肿胀，皮下血肿，皮肤苍白、发红、紫黑色变时，可参照药物渗出分级及处理方法进行相应诊治及护理，并严密观察局部皮肤变化，直至恢复正常。

（二）药物渗出/外渗

因药物酸碱度、浓度、渗透压及药物的毒性作用、小儿血管特点及护士静脉穿刺技术等因素均可导致药物渗出/外渗。输液过程中一旦发生液体渗出/外渗，应立即停止输液。药物外渗处理方法包括：

1.停止输液并尽量回抽残液

分离输液管，保留原有穿刺针，外接2 mL一次性注射器进行回抽。

2.评估

由经过专业培训的护士对输液外渗进行评估（包括渗出范围、皮肤色泽、疼痛程度）、分级、登记并用记号笔标记渗出范围。

3.皮下注入相应解毒剂

药物外渗发生1小时内进行皮下注射可产生最好的结果，遵守制造商制定的剂量和给药指南，针对不同药物使用相应的解毒剂，以减轻对局部的毒性反应。

4.局部环形封闭

常用2%利多卡因4 mL＋生理盐水6 mL＋地塞米松1 mL局部封闭，选择4.5～5.5号的头皮针，以15°～20°进针，针头需到达红肿正中处，沿肿胀范围外做环形封闭，封闭的药物充满整个肿胀区域，2～3天封闭1次。

5.冷敷或热敷

根据外渗药物的种类选择冷敷或热敷，在最初6小时内可用冷敷，24小时后热敷。

6.中药湿敷

如局部肿胀明显，可给予如意金黄散湿敷，可起到消除肿胀的作用。

7.物理治疗

药物外渗24小时可选用红外线、红光等物理治疗，加速外渗药物的分散和吸收。

（三）静脉炎

由于头皮静脉较细，输注浓度高、刺激性强的药液可引起局部静脉壁发生炎性反应，或在输液过程中未严格执行无菌操作，亦可导致局部静脉感染。一旦发生静脉炎，应立即停止用药，拔针后压迫针眼处2～3分钟。可用生理盐水清洁皮肤后选用液体敷料赛肤润在静脉炎处涂抹按摩，或应用新型敷料水胶体薄膜贴于静脉炎处皮肤，尽快修复已损伤组织，使得损伤的深度和面积降至最小。

（四）其他并发症及处理

同静脉炎处理方式。

第二节　外周静脉置管术

一、概述

外周静脉置管术是指留置外周静脉短导管输液通路，外周静脉短导管又称外周静脉留置针或套管针，穿刺时将外周静脉短导管的外套管和针芯一起刺入血管内，当外套管送入血管后抽出针芯，仅将柔软的外套管留在血管内。外周静脉置管术可用于输液、输血、采血等。

二、适应证

（1）预期输液治疗时间小于6天的患儿。

（2）单次输注液体量较多，且输注时间较长的患儿；或当日需要进行间歇性输液的患儿。

（3）需要抢救或者危重症患儿。

三、禁忌证

（1）持续输注刺激性较大或有腐蚀性的药物。

（2）渗透压＞900 mOsm/L 的液体，如肠外营养液。

四、操作流程

（一）评估

1.一般情况的评估

评估患儿的年龄、病情、意识状态、自理能力、有无药物过敏史等。评估患儿的营养情况、心理状况、合作程度及社会支持程度。

2.穿刺部位的评估

评估患儿穿刺部位的皮肤情况和静脉条件，肢体活动度，选择合适的留置针。

3.静脉治疗方案的评估

了解输液目的，输液治疗方案，输注药物的种类、性质（pH、渗透压）、剂量，输注周期、输液速度要求等。

（二）计划

1.环境准备

根据患儿情况调节室温至22℃～24℃，光线或照明充足。

2.用物准备

输液车上层：输液架、输液卡、执行单、治疗盘、垫巾、棉签、酒精/碘伏、剪刀、止血带、避污巾、安全型留置针、无针输液接头、输液器、透明敷料、液体、砂轮、注射器、签字笔、弯盘、胶布、胶布板、快速手消毒液、一次性清洁手套、网套、必要时准备备皮刀。

输液车下层：医用垃圾桶、非医用垃圾桶、锐器盒、盛放污止血带盒。

3.护士及患儿准备

操作者着装整洁，患儿排空膀胱尿液，取合适体位。

（三）实施

1.穿刺前准备

（1）自我介绍，安抚患儿，告知患儿家属操作目的，取得患儿和家属配合。

（2）开桶盖，洗手，戴口罩，检查物品。

（3）核对执行单、患儿（必要时与患儿家属进行核对）、腕带。

（4）取得患儿配合，根据患儿情况选择穿刺部位。

（5）准备敷料，连接输液器，连接留置针，排气。

2.皮肤消毒

（1）选择血管。

（2）皮肤消毒面积大于贴膜面积，消毒频次≥2次，自然待干。

（3）距穿刺点上方扎止血带。

3.核对

（1）核对液体和药物。

（2）核对患儿（必要时与患儿家属进行核对）、腕带。

4.静脉穿刺

（1）再次排气，核对执行单和患儿（必要时与患儿家长核对），绷紧皮肤，针尖斜面向上，持针翼（15°～30°）穿刺，缓慢进针见回血后降低角度（5°～10°），再进针少许，观察患儿的情绪与反应，安抚患儿。

（2）一手固定针翼，后撤针芯少许；一手拇指和食指持针座和针翼，缓慢送套管和针芯，保证套管尖端进入血管内。也可采用双手送针法，右手持针翼固定，左手送套管。

（3）松开止血带，嘱患儿松拳，打开调节器。

（4）左手固定留置针，右手持针翼后撤针芯至安全保护组件，将安全保护组件整体卸下。

5.固定

（1）采用透明敷料以穿刺点为中心，无张力覆盖固定。

（2）抚贴透明敷料，以导管形状予以塑形，使导管三面固定。

（3）按压透明敷料边缘，抚平透明敷料。

（4）将注明日期、时间、操作者的记录胶带贴在隔离塞上。

（5）以高举平台法固定，导管连接处高于留置导管尖端，输液接口处朝外以便于连接。

6.核对

（1）核对执行单和患儿（必要时与患儿家长进行核对）。

（2）核对输液卡和腕带。

7.穿刺后处理

（1）调节滴速，观察。

（2）整理床单位，予患儿于舒适体位，安抚患儿。

（3）整理用物。

（4）关桶盖，洗手，摘口罩。

（5）书写护理记录。

（四）评价

（1）熟练、简洁地实施护理操作，显示良好的临床知识、判断能力和技术，适当使用设备和资源。

（2）确保患儿安全，根据护理标准正确且有效率地执行查对、无菌原则、消毒隔离。

（3）尊重患儿，体现人文关怀。

（4）做好患儿及家长的心理护理。

五、注意事项

（1）根据不同年龄和血管情况，合理选择外周静脉置管穿刺部位，一般选择粗、直、弹性好，易于固定，不影响活动的位置，避开静脉瓣和关节位置，可选择手部、前臂部位静脉，婴幼儿还可选择头皮静脉，需剃除穿刺点消毒范围内的毛发。选择手背静脉进行穿刺时，需充分固定，防止患儿手部活动时导管脱出。婴幼儿不走路时，可选用足部静脉。

（2）对静脉穿刺困难的患儿，建议使用血管可视化技术，提高穿刺成功率。

（3）进行皮肤消毒时首选含量大于0.5%的氯己定乙醇溶液作为消毒剂，如对氯己定乙醇溶液有使用禁忌的患儿，也可使用碘酊、碘伏或75%医用酒精作为皮肤消毒剂。需要注意的是，早产儿及两个月以下的婴儿应谨慎使用氯己定，因其对皮肤有刺激性和化学灼伤的危险。皮肤消毒范围要大于透明敷料面积，消毒液需充分待干。

（4）留置针的透明敷料需大小合适，使用前可根据患儿的实际情况剪裁成合适大小，如穿刺点在患儿头部，尽量将透明敷料范围之内的头发剃净，可使敷贴牢固，并可减少拔针时给患儿带来的痛苦。

（5）固定透明敷料时，需采取无张力覆盖，充分塑形，抚平贴膜，延长管U形固定，再高举平台法固定。

（6）外周静脉短导管留置期间，需加强巡视，观察局部有无渗出、红肿、疼痛、渗血等情况。嘱患儿及家长注意保护穿刺侧手臂，防止留置针移位或脱出。指导患儿及家长进行自我观察，如发现异常，需立即告知护士，予以处理。

六、并发症及处理

（一）导管堵塞

导管堵塞是外周留置导管期间最常见的非感染性并发症之一。在输液结束后，护理人员应采用间歇式推注法（正压脉冲），正确进行冲管及封管。在输注不相容的药物及液体的前后，均应使用生理盐水进行冲管，来保证输液通路的通畅。嘱患儿及家属，应避免留置针置管侧肢体长期下垂。

（二）静脉炎

静脉炎分为机械性、化学性、感染性及血栓性静脉炎。输液诱发的静脉炎的危险因素分为不可干预、可干预两种，其中可干预的危险因素有液体的pH、渗透压、穿刺部位、输液速度等。有计划性合理地选择输液工具，并定期更换输液部位，严格遵守无菌操作原则，可有效地避免静脉炎的发生。如发生静脉炎，可根据静脉炎情况选择拔除留置针，予以药物涂抹、理疗、湿热敷等方法来缓解症状。

（三）液体渗出与外渗

液体渗出是由于导管完全或部分脱出静脉，或血管壁不能完全封闭导管，导致部分液体漏至皮下组织，轻者可出现局部肿胀、疼痛等刺激症状。液体外渗是刺激性药液或发疱剂等液体输入了周围组织，引起局部红、肿、热、痛等症状。临床需妥善固定外周短导管，避免患儿输液侧肢体过度活动，嘱患儿及家属如发现贴膜卷边、松动等情况时，立即通知护士，予以更换贴膜保证留置针固定完好。如发生液体渗出与外渗时，根据渗出或外渗情况，选择处理方法（局部封闭、湿敷、理疗、药物涂抹等），并根据情况拔除留置针。

（四）感染

穿刺部位发生感染时，可出现局部红、肿、硬、皮温改变或有渗出物等症状。导致感染发生的因素有：卫生不规范，未严格执行无菌技术操作，操作者置管不规范，护理不得当等。外周静脉留置针应72~96小时更换一次，以减少感染的发生。

（五）其他

静脉血栓避免反复多次在同一部位用留置针进行静脉穿刺，需了解并分析患儿的各项血液指标，判断是否处于高凝状态，予以相关预防性指导。若诊断为静脉血栓，根据情况拔除留置针并给予相应处置。

第三节　中心静脉置管术

一、概述

中心静脉置管术（Central Venous Catheterization，CVC）是经皮穿刺将中心静脉导管置入上腔静脉或下腔静脉的穿刺技术，常见的穿刺部位有颈内静脉、锁骨下静脉、股静脉。中心静脉置管术是目前临床上常用的一种治疗手段，主要应用于抢救危重患者、手术患者血流动力学监测、肠外静脉营养支持及肿瘤长期化疗等，因其具有补液速度快、留置时间长、患者痛苦少等优点在临床上的应用越来越广泛。

二、适应证

患儿是否需要中心静脉置管术应由有资质的儿科专科医师决定，置管前患儿家长需签署知情同意书。

（1）中心静脉压监测。

（2）快速输液、输血、静脉输入对周围血管有强烈刺激的药物或高渗液体。

（3）心导管检查。

（4）需反复采取血标本做实验室检查。

（5）静脉放血、血液净化治疗或作换血疗法。

（6）严重创伤、各类休克及急性循环衰竭等危重症。

（7）心房心电图记录或经静脉安装临时起搏器。

三、禁忌证

（1）穿刺部位皮肤有严重感染者。

（2）凝血功能严重异常或血小板明显减少者。

四、操作流程

（一）评估

（1）评估患儿的病情是否相对稳定，是否能配合操作。

（2）评估静脉的弹性、充盈度等。

（3）评估患儿穿刺部位的皮肤情况。

（4）评估患儿的凝血情况。

（二）计划

1.护士准备

操作者着装整洁、洗手、戴口罩、戴圆帽。

2.患者准备

患儿仰卧，连接心电监护仪，更换尿裤。

3.环境准备

消毒后的单间，安全、安静、清洁，请无关人员回避。

4.用物准备

治疗车（配弯盘、棉签、胶布、皮肤消毒液、锐器盒、垃圾桶、手消液）、无菌手术衣、2%利多卡因注射液、无菌生理盐水、一次性无菌中心静脉导管及附件穿刺包，内装中心静脉导管、导丝、导引穿刺针、扩张器、一次性使用无菌注射器、一次性使用无菌注射针、一次性无菌输液接头、手术刀片、带线缝合针、一次性使用灭菌橡胶外科手套、无菌敷贴、纱布块、医用棉球、一次性无菌消毒刷、洞巾、垫单。

（三）实施

（1）携物至床旁，查对医嘱，核对患儿身份，洗手、戴口罩。

（2）选择穿刺部位及穿刺点：根据患儿局部皮肤及血管情况，可选择颈内静脉、锁骨下静脉或股静脉作为穿刺部位。颈内静脉穿刺点在胸锁乳突肌两角之上方，约于胸锁乳突肌之中点处；锁骨下静脉穿刺点在锁骨的中1/3段与外1/3段的交界点的下方；股静脉穿刺点应选择在髂前上棘与耻骨结节连线的中、内段交界点下方2～3 cm，股动脉搏动处的内侧0.5～1 cm。

（3）取合适体位：颈内静脉置管时，患儿取仰卧位，头转向非穿刺侧，肩下垫一小枕以利于暴露血管；锁骨下穿刺时，患儿取仰卧位，头、胸部放低，低头10°～20°，头转向非穿刺侧，穿刺侧肩胛下放一小枕以抬高穿刺侧；股静脉置管时，患儿取仰卧位，膝关节微曲，臀部稍垫高，髋关节伸直并稍外展、外旋。

（4）局部麻醉：消毒局部皮肤，以穿刺点为中心，先用75%医用酒精，按照顺时针—逆时针—顺时针的顺序，消毒皮肤3遍，酒精待干后，用0.5%碘伏消毒皮肤3遍，方法同75%医用酒精。铺无菌巾后，予2%盐酸利多卡因局部麻醉。

（5）穿刺置管：对注射器施以负压，在穿刺点进针，当针头进入静脉时，即有大量的血液流入注射器，见到回血后宜再稍进一点，回抽通畅，左手固定针头，右手导入引导钢丝，拔出针头，再导入扩张器扩张皮肤及皮下组织，最后导入中心静脉导管，退出引导钢丝，连接输液接头，用生理盐水脉冲式冲管，确定通畅后正压封管。

（6）固定导管：缝合固定，用生理盐水纱布清洁穿刺点周围皮肤血迹，待干，粘贴敷料。

（7）整理用物：将使用后的物品，按照垃圾分类进行处理，给患儿取舒适卧位，整理床单位。

（8）洗手，记录穿刺的部位、所穿刺的静脉名称及导管的型号、规格、批号。记录置入导管的长度，穿刺过程描述是否顺利、患儿有无不适等。

（四）评价

（1）熟练、简洁地实施护理操作，显示良好的临床知识、判断能力和技术，适当使用设备和资源。

（2）确保患儿安全，根据护理标准正确且有效率地执行查对、无菌原则、消毒隔离。

（3）尊重患儿，体现人文关怀。

五、注意事项

（1）推荐应用床旁超声辅助进行穿刺以提高一次穿刺成功率，避免并发症的发生。

（2）股静脉穿刺时，切不可盲目用穿刺针向腹部方向无限制地进针，以免穿刺针穿入腹腔，引起并发症。

（3）选择颈内静脉置管时，不宜选择左侧颈内静脉穿刺，以免伤及胸导管。

（4）穿刺成功后要充分按压止血并加强局部观察，以免渗血形成局部血肿。

六、并发症及处理

（一）气胸

锁骨下静脉非常接近胸膜顶，因此易致气胸。如并发气胸，立即停止操作，严密观察患儿的生命体征和临床症状，特别是患儿的呼吸变化。肺压缩10%以下的气胸一般不需胸腔穿刺，但应密切观察；肺压缩大于10%的气胸，在确认后先进行胸腔穿刺抽气，若抽气不缓解则予以胸腔闭式引流。

（二）误穿动脉

动脉常与静脉伴行，盲穿时有误穿动脉的危险。如果误穿动脉，要及时拔针并在穿刺点处按压10分钟以上，确保止血彻底，以防局部渗血而形成血肿。

（三）导管相关性感染

临床上多由穿刺操作时污染，术后护理不当，留置时间过长等增加感染机会。常表现为：

1.局部感染

局部红、肿、热、疼痛或挤压局部有脓性分泌物。

2.静脉炎

局部红肿，沿静脉走行触诊有压痛。

3.导管相关血流感染

穿刺部位可有炎症反应，早期无全身症状、体征，后期可有菌血症或败血症等全身性感染表现。出现局部感染，穿刺点严格消毒，建议使用纱布性敷料，如渗出多导致敷料潮湿、卷曲等应立即更换敷料；出现静脉炎时，局部可贴敷水胶体敷料，促进炎症好转消退；出现导管相关血流感染时，需拔除导管，并根据药敏试验给予敏感抗生素或抗真菌药物治疗。

（四）导管滑脱

当患儿神志不清，躁动明显，或因外力作用牵拉，都可引起导管滑脱。因此，对于这类患儿应注意约束肢体，同时加强巡视，经常观察导管外露刻度。发现局部固定不牢、导管少许滑脱时，及时更换敷料，局部严格消毒后可将导管送至预置长度，再重新固定好导管。一旦发现脱管，立即局部压迫止血。

（五）导管堵塞

多由管腔内药物沉积、管腔内血栓形成、静脉瓣包裹、纤维蛋白鞘包裹、未及时冲封管、导管扭曲、折叠等引起。为防止导管堵塞，应做好脉冲式正压冲封管，了解患儿所用药物的配伍禁忌，输液时合理安排顺序等。一旦发生导管堵塞或输液不畅，部分可通过反复抽吸导管、调整导管位置解除堵塞，经上述处理仍未通畅者可拔除导管。

（六）深静脉血栓

由于患儿长时间卧床，血流缓慢，以及留置导管对静脉管壁的损伤等因素均为血栓的形成创造了条件。可疑导管相关性血栓形成时，应抬高穿刺侧15°～30°，以促进穿刺侧血液回流并制动，不应热敷、按摩、压迫，防止血栓脱落堵塞重要脏器。巡回护士应勤观察置管肢体、肩部、颈部及胸部有无肿胀、疼痛、皮肤颜色及温度、出血倾向及功能活动情况，必要时行B超检查，以确定血栓的部位及程度。

（七）空气栓塞

多由输液装置密闭不严、插管脱落等情况致空气进入。要求操作者在穿刺前充分准备好输液装置，快速输液时应严密观察，及时更换液体，以防止液体滴空导致空气进入血液；每日输液时输液器与静脉导管相接或断开时一定要避免导管与大气相通；置管久的患儿，在导管进入静脉处的软组织可能形成窦道，拔管时应快速封闭创口并按压。一旦发生空气栓塞，立即通知医生配合抢救，尽可能通过中心静脉导管抽出空气，协助患儿取左侧卧位和头低足高位，给予高流量氧气吸入，同时严密观察患儿病情变化，及时对症处理。

第四节　经外周中心静脉置管术

一、概述

经外周静脉置入中心静脉导管（PICC）是利用导管经上肢的贵要静脉、头静脉、肘正中静脉，新生儿还可选择腋静脉、头部的颞浅静脉和耳后静脉、下肢的隐静脉和腘静脉等外周静脉穿刺置管，导管尖端位于上腔静脉下1/3处或上腔静脉和右心房连接处的导管，为患儿提供中期或长期的静脉输液治疗。1973年PICC首次应用于小儿，2009年3月开始，随着技术的发展，各大医院开始使用B超改良塞丁格技术行PICC置管，超声引导下PICC置管术的成功率和安全性明显提高，减少了对静脉血管的反复穿刺，避免穿刺损伤相邻动脉。

二、适应证

患儿是否需要经外周中心静脉置管术应由有资质的儿科专科医师决定，置管前患儿家长需签署知情同意书。

（1）缺乏外周静脉通路的患儿。

（2）需长期静脉输液、反复输血或血制品的患儿。

（3）输注刺激性药物、化疗药等。

（4）输注高渗性或黏稠性液体，如胃肠外营养液、脂肪乳等。

（5）早产儿。

（6）其他：如家庭病床患儿等。

三、禁忌证

（1）穿刺部位有感染或损伤。

（2）插管途径有放疗史、血栓形成史、外伤史、血管外科手术史。

（3）上腔静脉压迫综合征。

（4）严重的凝血功能障碍者。

四、操作流程

（一）评估

（1）核对医嘱及知情同意书签署情况。

（2）床旁查对患儿信息，向患儿及家属解释操作目的以取得合作。

（3）评估患儿的身体状况、治疗时间、置管史。

（4）评估患儿穿刺部位的皮肤、血管状况、肢体活动度。

（5）整体评估患儿的情况，合理选择血管及PICC导管型号。

（二）计划

（1）护士准备：操作者着装整洁、洗手、戴口罩、戴帽子。

（2）患儿准备：患儿仰卧，穿刺侧肢体外展90°，戴口罩、戴帽子。

（3）环境准备：消毒后的单间，安全、安静、清洁，请无关人员回避。

（4）用物准备：治疗车（配弯盘、棉签、胶布、皮肤消毒液、锐器盒、垃圾桶、手消液）、治疗盘、弯盘、处置卡、PICC导管套装、生理盐水、PICC穿刺包、一次性使用无菌治疗巾、无菌手术衣、20 mL注射器、无菌手套（无粉）2副、75%医用酒精、2%葡萄糖酸氯己定醇、止血带2根、皮尺、透明敷料、输液接头、感染性废物桶、生活性废物桶。

（5）测量预置长度。

（三）实施

（1）洗手，戴无菌手套，铺无菌治疗巾于术肢下。

（2）以穿刺点为中心，上下左右消毒，时间大于30秒，范围为穿刺点上下直径20 cm，两侧至臂缘。

（3）75%医用酒精消毒3遍，待干。

（4）2%葡萄糖酸氯己定醇消毒3遍，待干。

（5）脱手套，洗手，穿无菌手术衣，戴无菌手套、铺无菌治疗巾，建立无菌区，暴露预定穿刺部位。

（6）无菌物品置入无菌区备用。

（7）检查导管完整性并用生理盐水预冲及浸润导管、减压套筒、延长管、输液接头，确保穿刺针通畅。

（8）在穿刺点上方15～20 cm处扎止血带，绷紧皮肤，以15°～30°直刺血管。

（9）见回血后，放低5°～10°再进针0.5～1 cm，使导入鞘尖端进入静脉。

（10）一手固定钢针位置，另一手向前推进导入鞘，将其送入静脉内。

（11）松开止血带，松拳，左手固定导入鞘的位置，防止滑脱，右手撤除针芯。

（12）导入鞘下方放置纱布，将导管缓慢匀速送入导入鞘，每次送入3～5 cm，送入15 cm时，助手协助患儿向穿刺侧转头并将下颌贴肩，送入预测长度后，头恢复原位。

（13）穿刺点上覆盖无菌纱布，按压导入鞘上端静脉，撤出导入鞘，使鞘口远离穿刺点。

（14）将导管与导丝的金属柄分离，左手固定导管，右手平行缓慢撤出支撑导丝。

（15）清洁导管上血渍，保留体外6 cm导管以便安装连接器，以无菌剪刀垂直导管剪断导管，注意不要剪出斜面及毛碴。

（16）将导管穿过减压套筒与延长管上的金属柄连接，注意一定要推进到底，导管不能起褶。

（17）将翼形部分的倒勾和减压套筒上的沟槽对齐，锁定两部分。

（18）在透明延长管处见到回血。

（19）抽取20 mL生理盐水脉冲方式冲导管。

（20）安装输液接头并正压封管。

（21）穿刺点放置2 cm×2 cm无菌小纱布。

（22）外露导管"U"或"L"形摆放，无张力粘贴10 cm×10 cm以上无菌透明敷料固定。

（23）胶带蝶形交叉固定导管及透明敷料，再以胶带横向固定贴膜下缘。

（24）在胶布上注明PICC穿刺日期、时间、操作者姓名。

（25）脱手套，洗手，协助患儿取舒适体位。

（26）询问患儿反应，告知患儿及家属可能出现的症状、体征及处理方法。告知患儿及家属导管护理的注意事项，协助患儿胸片定位。

（27）正确处理用物，洗手。

（28）在护理记录中记录操作过程、记录相关信息、填写PICC宣教单、植入医疗器械质量跟踪单。

（29）导管尖端应在上腔静脉中下段，即第5～第7胸椎之间。

（四）评价

（1）熟练、简洁地实施护理操作，显示良好的临床知识、判断能力和技术，适当使用设备和资源。

（2）确保患儿安全，根据护理标准正确且有效率地执行查对、无菌原则、消毒隔离。

（3）尊重患儿，体现人文关怀。

五、注意事项

（1）严格遵循无菌技术及手卫生操作规程。

（2）选择穿刺部位首选贵要静脉，因贵要静脉走行直且粗大，静脉瓣较少，当手臂与躯体垂直时可以以最直接的途径到达上腔静脉。次选肘正中静脉，该血管较粗大，但相对较短，个体差异大，静脉瓣较多，因此穿刺前应仔细定位并避开穿刺前方的静脉瓣。再次选头静脉，该血管前粗后细，进入腋静脉处有较大的角度，可能会引起推进导管困难，使患儿手臂与躯干垂直有助于操作，该静脉行走于肌间沟，可能会因为操作时疼痛引起肌肉收缩而导致导管推进困难。

（3）测量长度要准确，避免导管进入反心房引起心律失常。

（4）每次静脉输液结束后应及时冲管，减少药物沉淀。

（5）封管时禁用小于10 mL的注射器，以防压力过大导管断裂，使用静脉输液泵时也应注意防止压力过大。

（6）封管时应采取脉冲方式，并维持导管内正压，如为肝素帽接头，退针时应维持推注，以防止血液回流导致导管堵塞。

（7）指导患儿和家长，切勿进行剧烈活动，特别是穿脱贴身衣物时，应保护导管防止移位或断裂。

（8）穿刺处透明敷料应在第一个24小时更换，以后每7天更换贴膜1次；敷料潮湿、卷曲、松脱应立即更换。

（9）每天注意观察导管置入部位有无液体外渗、炎症等现象。

（10）拔除导管时动作应轻柔平缓，不能过快过猛。导管拔除后立即压迫止血，用敷料封闭固定后，每24小时换药至创口愈合。拔除的导管应测量长度，观察有无损伤及断裂。

六、并发症及处理

（一）渗血和血肿

渗血是因穿刺过程中破坏了静脉血管的完整性，血液从静脉血管破口处渗出。血肿是由于穿刺的各种因素，导致血管破口溢出的血液分离周围组织，瘀血所致的水肿。一般发生在置管后的 24 小时，有少部分患儿置管数天后，穿刺点仍有反复渗血现象。渗血的处理：穿刺点局部常规使用 1 cm×1 cm 的 9 层小纱布或吸收性明胶海绵、藻酸钙、藻酸盐及含银藻酸盐敷料加压后敷料固定；置管后 24 小时内限制穿刺侧手臂过度活动，如渗血不止通知医生及时处理。血肿的处理：小的静脉血肿无须处理；大的血肿早期可用冷敷促进血液凝固，48 小时后再用热敷促进瘀血吸收；误入动脉的血肿立即压迫止血，防止血肿扩大，同时严密观察血肿的进展情况。

（二）导管堵塞

是指血管内置导管部分或完全堵塞，致使液体或药物的输注受阻或受限。PICC堵管的表现为给药时感觉有阻力，滴速减慢或停止；无法冲管或抽回血。PICC堵塞按原因可分为3种类型：机械性导管堵塞（导管错位、导管扭曲、导管打折、导管夹闭综合征、过滤器堵塞、无针输液接头堵塞等）、血栓性导管堵塞（血粘度高、血液反流、导管维护不当）和非血栓性导管堵塞（药物结晶沉积、异物颗粒堵塞等），临床上以血栓性导管堵塞最为常见。处理：首先判断导管堵塞的类型，排除机械性导管堵塞原因外可以遵医嘱选择溶栓剂溶栓或拔除导管。

（三）过敏反应

是机体的一种变态反应，由于局部皮肤接触消毒剂、无菌透明敷料，以及患儿年龄、体质、化疗药物使用等原因，可能会发生过敏反应，症状以轻、中度过敏反应较为常见，重度过敏反应临床较少见，一般经对症治疗及护理能够好转，治疗过程中导管使用不受影响。处理：判断过敏原因，更换使用的产品，避免再接触；局部处理：轻度过敏可在常规消毒后涂抹皮肤保护剂并粘贴透明敷料；中度、重度过敏用碘伏或2%氯己定消毒后自然待干，将地塞米松针剂使用无菌方式涂于皮肤过敏处，待其药物自然吸收后，导管下方垫无菌纱布再使用透明敷料固定或使用弹力绷带包裹固定，至少每48小时更换1次。重度过敏按以上措施护理后持续加重应立即拔管。

（四）导管破裂/断裂

多与导管自身材质因素关系密切：小儿活动性强、自控性差也可导管破裂/断裂；医护人员的置管技术也是重要影响因素之一，肘关节以下部位置管易发生破裂/断裂。处理：首先评估导管破裂/断裂的部位、程度及患儿的临床表现。

（1）瓣膜式PICC体外破裂，在导管没有被回血堵塞的情况下，可采用修复导管的方法，导管修复后继续使用。

（2）前端裁剪式PICC体外破裂，只能拔出。PICC导管体外断裂可以修复或拔管，如断裂的导管留在静脉腔内需采取外科手术及介入手术取出导管；如导管体内部分断裂，应快速处理，立即用止血带扎于上臂；如导管尖端已漂移至心房，应制动患儿，在X线透视下确定导管位置，以介入手术取出导管。

（五）导管异位

常见原因为患儿血管变异、体位摆放不当、送管动作粗暴、经头静脉穿刺、纵隔肿块等，或撤出导丝困难，将导管带出导致异位。处理：根据异位距离进行相应的处理。如异位距离短，因导管非常柔软，有时可自行复位；如异位距离长，可重新建立无菌区将导管退出5~7 cm，导管尖端可随回心血流再入上腔静脉；如异位距离过长，重新建立无菌区后拔导管至15 cm处，按压好颈内静脉重新送管，再行X线检查确认。

（六）导管移位或脱出

多因导管固定不当、敷料松动未及时更换、维护时动作粗暴将导管带出、患儿活动度大、胸腔压力改变、烦躁不安、不配合的患儿自行拉扯导管所致。处理：导管移位时，及时行X线检查，确定导管位置，不要重新插入外移导管，必要时重新置管。若导管脱出，给予拔管。

（七）静脉炎

常见于未严格执行无菌操作：选择导管型号不当；患儿紧张恐惧在血管痉挛情况下送管困难。行PICC穿刺时穿刺部位在关节部位、导管尖端位置不准确、体外导管固定不牢固、导管松动未及时更换敷料、留置时间超出规定时间可导致机械性静脉炎。消毒时穿刺点接触75%医用酒精、高浓度，刺激性强的药物输入过快可导致化学性静脉炎。

处理：如沿静脉走行出现红肿、疼痛表现，可在患处给予水调散外敷，每日1～2次；或喜辽妥3～5 cm乳膏涂在患处并轻轻按摩，每日2～3次；或水胶体透明敷料贴于患处直至炎症缓解；患儿体温升高可通过血培养结果遵医嘱给予抗生素治疗；嘱患儿抬高患肢，避免剧烈运动；可做握拳/松拳运动；若处理3天不见好转或持续加重，应给予拔管。

（八）导管相关性血栓

血栓形成3大因素包括血管内皮损伤、血流淤滞、高凝状态。行PICC置管多见于导管置入位置不当、患儿凝血功能异常、冲封管方法不正确、长时间卧床、血流缓慢，以及留置导管对静脉管壁的损伤等因素造成。处理：可疑导管相关性静脉血栓形成时，应抬高患肢，高于心脏水平有利于静脉回流并制动，不能热敷、按摩，防止血栓脱落堵塞重要脏器；行B超检查确定血栓部位及程度，遵医嘱给予抗凝或溶栓治疗；根据1～2周溶栓结果，决定是否继续使用或拔除导管。

（九）导管相关性感染

原因多见于未严格执行无菌操作技术、穿刺时未做到最大化无菌屏障、皮肤消毒不彻底、导管选择不当、穿刺处的敷料及输液接头未及时更换，或穿刺处的敷料更换过频、患儿自身的易感性、导管留置时间过长未及时拔管、穿刺部位被汗液污染、冲封管方式不当等。处理：患儿出现高热，如果找不到解释高热的其他原因，应及时拔除PICC导管，剪取导管尖端2 cm行细菌培养及药物敏感试验，选择合适的抗生素。

第五节　机械通气

一、概述

机械通气是应用呼吸机将空气—氧气混合气压入肺内，辅助患儿呼吸，增强和改善呼吸功能，促进有效通气和气体交换，纠正低氧血症和高碳酸血症，同时可减轻患儿的呼吸做功和氧耗，支持呼吸和循环功能，使血气结果在正常范围。目前临床主要有以下几种机械通气模式：

（一）无创正压通气（NPPV）有两种基本模式

双相气道正压通气（BiPAP）；持续气道正压通气（CPAP）。

（二）有创机械通气常用模式

控制通气（CMV或IPPV或A/CV）；同步间歇指令通气（SIMV）；压力支持通气（PSV）；高频振荡通气（HFOV）。

二、适应证

（1）呼吸功能严重异常如呼吸急促（儿童呼吸频率＞60～80次/分）、呼吸浅慢（＜5～10次/分）、呼吸暂停（呼吸停止时间超过20秒）、自主呼吸微弱或消失。

（2）严重通气和（或）氧合障碍：$PaO_2 < 50$ mmHg或$PaCO_2 \geqslant 70$ mmHg，特别是经面罩高浓度吸氧时（氧浓度＞40%），仍然$PaO_2 < 60$ mmHg；$PaCO_2$升高（＞50 mmHg）或进行性上升。危重症患儿出现以下状况时，应尽早使用机械通气；

①重症呼吸系统疾病：各种呼吸系统疾病导致氧合不足或CO_2排出障碍，经常规吸氧（例如面罩吸氧和鼻导管吸氧）后仍表现呼吸功能不全时，是进行机械通气的绝对指征，如心肺复苏后支持治疗、严重的急慢性呼吸衰竭、急性呼吸窘迫综合征（ARDS）、重症肺炎等；

②神经系统疾病：神经肌肉疾病、中枢性呼吸功能障碍及呼吸肌疾患所致的严重通气不足，可导致缺氧和CO_2潴留。

③循环功能障碍：循环功能障碍时会不同程度降低呼吸系统功能，甚至导致呼吸衰竭。例如各种休克或心搏骤停后会导致呼吸功能障碍。

三、禁忌证

下述情况进行机械通气时，可能使病情加重：

（1）气胸及纵隔气肿未行引流。

（2）肺大疱和肺囊肿。

（3）低血容量性休克未补充血容量。

（4）气管-食管瘘。

（5）上呼吸道梗阻等。

但在出现致命性通气和氧合障碍时。应在积极处理原发病（如尽快行胸腔闭式引流，积极补充血容量等，清除呼吸道梗阻，限制气道平台压）的同时，应用机械通气抢救生命。

四、操作流程

（一）评估

（1）评估患儿生命体征，根据血气分析评估是否需要机械通气。

（2）由医生根据病情决定选择有创或无创通气。

（3）评估急救设备是否完好，检测简易呼吸器、喉镜、呼吸机。

（二）计划

（1）护士准备：操作者着装整洁、洗手、戴口罩、戴帽子。

（2）患儿准备：给予心电、血氧饱和度及血压监测。

（3）环境准备：清洁的环境，符合急救要求。

（4）用物准备：呼吸机、管道及模拟肺、简易呼吸器、喉镜、气管插管、牙垫、导丝、听诊器。

（5）抢救车、治疗车（弯盘、棉签、胶布、无菌注射器、消毒液、锐器盒、垃圾桶、手消液）。

（三）实施

（1）核对患儿信息，推呼吸机于患儿床旁。

（2）检测简易呼吸器、喉镜。

（3）选择合适的气管导管，气管导管塑形满意。

（4）连接气源氧源接口。

（5）呼吸机管路外部管路按照送气、呼气的顺序正确连接，接好模拟肺。

（6）将湿化罐滑入湿化器座上（有些湿化水罐巾需要置入过滤纸）。连接温度传感器，再加灭菌注射用水（或蒸馏水）至上下限刻度之间。调节湿化器于自动补偿状态，可见指示灯闪亮。

（7）安置患儿于仰卧位：抬颏推额，气道开放。

（8）口鼻腔吸痰，清理气道。

（9）协助医生行气管插管。插管成功后听诊双侧呼吸音对称。

（10）固定气管导管。

（11）协助医生设定机械通气模式及预设参数：Fio0.4～0.6（40%～60%），呼吸频率25～35次/分，潮气量6～8 mL/kg（容量控制模式）或吸气峰压（PIP）15～20 cmH$_2$O，吸气时间0.5～0.7秒，PEEP 3～5 cmH$_2$O。患儿以上参数适应于大部分患儿的起始机械通气治疗。

（12）检查呼吸机工作正常，将呼吸机同患儿连接，开始机械通气。

（13）观察患儿通气改善情况。

（14）机械通气30分钟后进行血气分析，根据结果调整通气指标。

（四）评价

（1）急救流程熟练。协助医生急救配合迅速、干练，有良好的判断能力。

（2）正确且有效率地急救配合。

（3）熟练掌握呼吸机故障及处理。

（4）做到随时评估患儿生命体征。

五、注意事项

（1）急救设备必须处于完好备用状态。

（2）检查气源压力、电源电压，接通气源和电源。观察呼吸机有无故障，管道有无漏气，参数是否根据需要设置，参数显示是否准确，设置参数和显示参数是否一致，是否稳定等。

（3）核定各报警限值，如压力上、下限报警，潮气量，每分钟通气量，窒息报警器和触发灵敏度等实际值与设置值是否一致。

（4）呼吸机开机运行后，先连接模拟肺检测，如运行正常，再与气管导管连接开始机械通气。

（5）注意插管深度适宜、正确，固定牢固。

（6）呼吸机使用过程中报警或出现故障应及时对症处理，详见表6-1。

表6-1 呼吸机常见故障原因及处理

故障现象	原因	处理
空气不足	空气供气压力过低	保证压力在0.4MPa
氧气不足	氧气供气压力过低	保证压力在0.4MPa
气道压力过高	超过压力限制上限。患儿连续咳嗽，人机对抗，呼吸道缠绕，不通畅等	检查病情，检查通气模式，如需要，更改压力限制范围，检查管道系统

续表

故障现象	原因	处理
气道压力过低	套囊漏气，呼吸管道脱落、漏气，设置的压力下限不当	囊充气并作漏气检查，接紧呼吸管道，检查呼吸阀。重新设置压力下限
呼出流量传感器异常	呼出流量传感器未安装好，不能标定或故障	安装好呼出流量传感器，重新标定
呼吸过频	自主呼吸频率过快	检查病情，检查通气模式，必要时更改报警限值、流量传感器标定
吸入潮气量过高	吸入潮气量超过设定的上限。压力控制模式时漏气或管道没连接好	检查病情，检查通气模式，更改报警设置，检查管道漏气
呼气活瓣异常	呼吸活瓣松动，控制活瓣的压力管路漏气	重新连接
氧浓度过高或过低	氧浓度传感器不能检测，空氧混合功能失常，空气或氧气压力过低，或氧浓度报警上限设置不当	氧浓度传感器标定，检查气源或氧源压力
温度过高	吸入气体温度超过40℃	调低湿化器温度或关闭湿化器
温度降低	湿化器自动补偿功能关闭或温度过低湿化器性能老化。温度探头灵敏度下降	重新调节自动补偿功能，可见指示灯不断闪动，检查温度探头是否正常，必要时更换湿化器
分钟通气量过高	分钟通气量超过报警上限，流量传感器不能监测故障，机器故障	检查病情，检查通气模式，必要时更改报警限值，流量传感器标定
分钟通气量过低	分钟通气量低于报警下限，呼吸系统漏气，流量传感器不能监测故障，机器故障	检查病情，检查通气模式，必要时更改报警限值，标定流量传感器并检查呼吸系统是否漏气
窒息	患儿停止自主呼吸，呼出流量传感器离位，未连接患儿	使用控制通气，安装好传感器，检查患儿连接口

六、并发症及处理

（一）呼吸机相关性肺损伤

指机械通气对正常肺组织的损伤或使已损伤的肺组织进一步加重损伤，

包括:

1.气压伤

是由于气道压力过高导致肺泡破裂。临床表现因程度不同表现为肺间质气肿、皮下气肿、纵隔气肿、心包积气和气胸等,一旦发生张力性气胸,必须立即处理。紧急情况下立即进行胸腔穿刺放气,也可行胸腔闭式引流。

2.容积伤

是指过大的吸气末肺容量对肺泡上皮和血管内皮的损伤,临床表现为气压伤和高通透性肺水肿。

3.萎陷伤

是指肺泡周期性开放和塌陷产生的剪切力引起的肺损伤。

4.生物伤

即以上机械及生物因素使肺泡上皮和血管内皮损伤,激活炎症反应导致的肺损伤,对呼吸机相关性肺损伤的发展和预后产生重要影响。

以上不同类型的呼吸机相关性肺损伤相互联系、相互影响,不同原因呼吸衰竭患儿可产生程度不同的损伤。因此,机械通气时应避免高潮气量和高平台压,吸气末平台压不超过$30 \sim 35cmH_2O$,以避免气压伤、容积伤,同时设定合适 PEEP 以防止肺萎陷伤。

保证患儿的机械通气湿化程度为最佳湿度。有创机械通气的加温湿化器替代了生理湿化气道。当输送给患儿的气体达到体温的饱和气体(37℃,相对湿度 100%,绝对湿度 44mg/L)时,气道的生理湿化就得以保证。此时的湿度即为最佳湿度。能保证黏膜细胞完整,纤毛正常运动,及时排出分泌物。要及时清除呼吸机管路内的冷凝水,减少气道的不良刺激。

(二)呼吸机相关性肺炎

指机械通气 48 小时后发生的院内获得性肺炎。气管内插管或气管切开导致声门的关闭功能丧失、胃肠内容物反流误吸、痰液排出不畅或无菌操作执行不严是主要原因。密切观察呼吸频率与节律,胸廓的起伏情况,胸部听诊双肺呼吸音是否对称,是否有哮鸣音、湿啰音、痰鸣音,并关注胸部 DR 的结果,根据肺部功能改善情况及时调整护理措施，关注自主呼吸与机械通气的协调情况等。机械通气患儿没有体位改变的禁忌证，宜保持半卧位，避免镇静时间过长和程度过深，避免误吸，尽早撤机，以减少呼吸机相关性肺炎的发生。

按需吸痰：建议采用密闭式吸痰技术，可避免呼吸机突然中断造成的肺泡萎陷，减少环境污染。痰液黏稠时进行气管内冲洗，滴入0.9%生理盐水适量。吸痰前结合翻身、叩背、体位引流，促进排痰。及时有效的吸痰可减少不必要的呼吸道操作次数，不仅是安全的，而且对预防呼吸机相关性肺炎（VAP）的发生也有帮助。

（三）氧中毒及低氧血症

氧中毒即长时间吸入高浓度氧导致的肺损伤。吸入氧浓度百分比（FiO_2）越高，肺损伤越重。一般认为新生儿特别是早产 FiO2 > 40% 为高氧，儿童 FiO_2 > 60% 为高氧。当患儿病情严重必须吸高浓度氧时，应避免长时间吸入，尽量不超过 60%。新生儿特别是早产儿氧中毒可引起晶体后纤维增生而失明，也可引起慢性肺部疾病（如支气管肺发育不良）。因此，新生儿机械通气时经皮氧饱和度监测（$TcSO_2$）保持在 90% ~ 93% 即可。

动脉氧分压和血氧饱和度监测是判断患儿是否存在低氧血症及低氧血症是否纠正的主要临床试验指标。氧饱和度监测一般可以在患儿上机后立即观察到其变化情况。如低氧血症已被纠正，即$PaO_2 \geqslant 60mmHg$，说明所设置的呼吸机参数合理；若低氧血症仍未得到满意纠正，应报告医师，分析原因调整呼吸机参数。

（四）呼吸性酸、碱中毒

动脉血二氧化碳分压（$PaCO_2$）是判断呼吸性酸、碱中毒的主要指标。呼吸性酸中毒提示通气不足，即高碳酸血症；呼吸性碱中毒提示通气过度，即低碳酸血症。$PETCO_2$是呼吸末的CO，分压，正常值是38mmHg。持续监测$PETCO_2$替代 $PaCO_2$监测能免去反复抽取动脉血气监测$PaCO_2$，指导合理调节呼吸机参数，预防和纠正过度通气所致的呼吸性碱中毒或通气不足所致的呼吸性酸中毒。

（五）呼吸机相关的膈肌功能不全

指在长时间机械通气过程中膈肌收缩能力下降，存在撤机困难；某些药物也可以导致膈肌功能不全。因此，机械通气患儿应尽可能保留自主呼吸，加强呼吸肌锻炼，以增加肌肉的强度和耐力，保护膈肌功能。同时，加强营养支持可以增强或改善呼吸肌功能。

（六）神经系统的改变

密切观察患儿的神志变化，包括深昏迷、浅昏迷、嗜睡、谵妄、躁动、淡漠、清醒等，能很好地反映患儿病情变化。护理观察内容包括瞳孔的大小、直接及间接对光反射、各种感觉反射、神经反射、运动状态等监测。

（七）低血压与休克

机械通气使胸内压升高，导致静脉回流减少，心脏前负荷降低，使心排出量降低，血压降低。血管容量相对不足或对前负荷较依赖的患儿尤为突出。机械通气参数较高，如PIP＞25 cmH_2O或PEEP＞8 cmH_2O时，应特别注意循环功能监测，及时补充血容量，必要时使用多巴胺等正性肌力药物。主要观察并记录血压的高低、脉压差的大小、心率、心律、监护心电图的变化及末梢循环的变化等。密切观察体温、皮肤的改变，每日监测体温4次或以上。体温升高可能有感染，体温下降、皮肤苍白湿冷提示有休克的表现。口唇、甲床青紫提示低氧血症、末梢循环不良。

（八）肾功能障碍

监护记录24小时尿量及尿比重、总出入量的对比、水电解质、酸碱平衡状态等。患儿尿量减少或无尿，应注意是否存在入液量不足或肾功能障碍；尿量过多，应注意电解质紊乱。

（九）其他

包括心律失常、应激性溃疡等。机械通气患儿常出现腹胀，卧床、应用镇静剂和肌松剂等可引起肠道蠕动降低和便秘，咽喉部刺激和腹胀可引起呕吐，肠道缺血和应激等因素可导致消化道溃疡和出血。起始进行通气时可留置胃管排除胃内积气，发现胃液呈咖啡色或血性时，可短期禁食并使用制酸剂等。

第六节　造口护理

一、概述

造口护理是指为造口患儿佩戴及更换造口袋，收集排泄物，保护造口及周围皮肤，减少并发症，提高患儿舒适度及生活质量的一项护理操作技术。肠造口的类型有单腔造口、双腔袢式造口、双腔离断式造口、多个造口等。儿童肠造口相关并发症较成人多见。儿童肠造口多为临时性的，当原发疾病纠正后，即可进行关闭造口的手术，整个造口周期从6周到12个月不等。

二、适应证

适用于各类造口术后，如坏死性小肠结肠炎、先天性巨结肠、先天性肛门闭锁、胎粪性肠梗阻、尿路梗阻等，需进行造口护理的患儿。

三、禁忌证

无特殊禁忌证。

四、操作流程

（一）评估

1.全身评估

评估患儿生命体征。

2.造口评估

评估造口的类型、大小、形状、高度、血运情况。

3.造口底盘评估

评估底盘固定是否牢固，是否有排泄物渗漏。

4.排泄物评估

观察排泄物的颜色、性质、量。

（二）计划

1.护士准备

仪表端庄、衣帽整洁、修剪指甲、洗手。

2.患儿准备

取平卧位，暴露造口部位，在造口袋下方铺治疗巾。

3.环境准备

光线充足，室内温度22℃～26℃，注意遮挡，保护患儿隐私。

4.用物准备

（1）治疗车上层：一次性换药盘（含镊子、纱布、棉球）、37℃～40℃温生理盐水或温水（200 mL）、治疗碗、棉签、粘胶剥离剂、造口粉、不含酒精的皮肤保护膜、防漏膏或可塑贴环、一件式或两件式造口袋、造口量尺、剪刀、治疗巾、一次性检查手套、免洗手消毒液。

（2）治疗车下层：医疗垃圾桶、生活垃圾桶、锐器盒。

（三）实施

（1）备齐用物，携用物至床旁，查对医嘱，核对患儿身份，向患儿及其家属解释目的，洗手、戴口罩、戴手套。

（2）首次佩戴造口袋：将造口处敷料取下，弃置于垃圾桶中；更换造口袋：先将底盘轻轻揭开一个小口，喷入粘胶剥离剂，然后边揭底盘边喷入黏胶剥离剂，直至底盘完全剥离，自上而下将旧造口袋取下，检查造口底盘渗漏情况，将旧造口袋弃置于垃圾桶中。

（3）清洗：遵循由外到内的原则，环状清洗造口及周围皮肤。伤口未愈合时，用温生理盐水棉球擦拭伤口；伤口愈合后，用温水棉球擦拭造口及周围皮肤。

（4）蘸干：遵循由外到内的原则，用纱布将造口及周围皮肤残留的水分蘸干。

（5）评估：选择在患儿安静状态下，评估造口的类型、大小、形状、高度、血运情况，评估皮肤黏膜有无出血或分离，造口支架管有无松脱或压伤皮肤黏膜，评估造口周围皮肤是否完整、干燥，有无并发症，评估造口旁伤口有无裂开或感染等情况。

（6）使用造口粉及皮肤保护膜：先喷洒造口粉，用棉签掸匀后，再使用皮肤保护膜，待干。

（7）使用造口量尺测量造口大小。

（8）底盘剪裁孔径一般比造口大1~2 mm，因新生儿腹壁面积相对较小，根据造口所在位置可适当剪裁底盘外圈，以提高顺应性。剪裁后，用手指将孔径内缘磨光，以免粗糙的内缘损伤造口黏膜。

（9）按照造口的形状及大小将防漏膏均匀涂抹于造口旁或将可塑贴环塑形后平整地贴于造口旁，然后沿肠管周围用湿棉签将防漏膏均匀涂开或将可塑贴环压紧。

（10）撕除底盘贴纸：撕除贴纸前，用手掌轻轻搓揉，利用手掌的温度增加底盘黏胶的粘贴性。

（11）将造口袋的底盘开口对准造口处，由下而上紧密粘贴，沿造口周围由内向外旋转轻压底盘，再使用空心手掌轻压外侧底盘3~5分钟，至粘贴牢固。新生儿造口患儿粘贴造口袋开口方向，斜向下45°；能够自由走动的患儿造口袋粘贴方向与身体方向一致，开口向下。

（12）在造口袋内放入少许空气后，夹闭造口袋尾端。

（13）将用后物品，按照垃圾分类进行处理，取舒适体位，整理衣物及床单位。

（14）洗手，记录造口情况及排泄物颜色、性质、量。

（四）评价

（1）熟练、流畅地完成护理操作，具有良好的判断与评估能力。

（2）保护患儿隐私，实施正确的查对，遵循ARC流程完成造口袋的佩戴或更换。

（3）以患儿为中心，人文关怀贯穿全过程。

五、注意事项

（1）遵循ARC流程：佩戴—揭除—检查更换造口袋。

（2）造口护理应选择在两餐之间的非排便期间进行，特别是回肠造口的患儿。尽量在患儿较安静时进行造口袋的更换，因小儿受刺激容易啼哭和躁动，最好两人一起操作，必要时使用安抚奶嘴。

（3）清洗造口要动作轻柔，使用温生理盐水棉球或温水棉球清洗造口及其周围皮肤，避免使用消毒液。由于造口黏膜薄，清洗时可能有少许渗血，可使用棉球轻按渗血点止血即可。

（4）剪裁造口底盘时，由于患儿体重及身高的变化会影响造口的形状和大小，因此，每次更换造口袋时要对造口及其周围皮肤进行评估。底盘剪裁孔径一般比造口大1~2 mm，不宜过大。根据分离造口的距离选择造口袋，可裸露远端造口，将近端造口置于造口袋内，泌尿造口一般不与肠造口置于同一造口袋内。

（5）造口袋内排泄物达到1/3~1/2时应及时排放，若造口袋内气体增加，多因小儿啼哭或啜奶时吸入大量气体所致，应及时排放或使用自带排气装置的造口袋。

（6）发现排泄物渗漏时，应立即更换造口袋，无渗漏时每3天更换1次。更换造口袋时，应注意防止袋内容物溢出污染伤口。

（7）指导家属掌握造口袋更换流程及注意事项，以便出院后进行居家护理。

六、并发症及处理

（一）造口的并发症及处理

1.造口水肿

是造口术后最常见的并发症。术后早期造口水肿不需要处理，应密切观察造口水肿情况，水肿严重者可使用3%氯化钠溶液、呋喃西林溶液、50%硫酸镁溶液等蘸湿纱布覆盖在造口黏膜上，2~3次/日，20~30分/次。

2.造口出血

是从肠造口黏膜或肠腔流出血性液体。常发生于术后72小时内，多数是造口黏膜与皮肤连接处的毛细血管及小静脉出血。一旦发生出血，应立即揭除造口袋，评估出血量、出血原因和出血位置，若为黏膜摩擦出血，可涂造口粉后用棉球按压止血；若为大量出血，可使用肾上腺素浸湿的纱布压迫或云南白药外敷后压迫止血，并及时告知医生，进行相应处理。

3.造口坏死

是肠造口术后最严重的并发症，由于局部循环受阻、供血不足导致造口缺血坏死。需密切观察造口颜色，如造口黏膜暗红色或紫色时，应解除所有压迫造口的物品，选用柔软的一件式透明造口袋；如坏死组织与正常组织界限清楚，可使用保守锐器清创的方法清除坏死组织；如肠造口完全缺血坏死，应及时告知医生进行处理。

4.皮肤黏膜分离

是造口边缘与腹壁皮肤的缝合处分离，并可能导致患儿表浅至深部组织分离，全皮层裂开。根据患儿皮肤黏膜分离的原因及程度进行局部清创，选择吸收性强的藻酸盐敷料填塞分离腔隙，使用防漏膏或可塑贴环，再粘贴造口袋，保证造口底盘与皮肤充分贴合。

5.造口回缩

造口黏膜内陷低于皮肤表层，容易发生粪水渗漏，导致皮肤问题。应密切观察肠造口情况，使用垫高式造口用品，如防漏条、可塑贴环等，合理使用凸面底盘，配合使用儿童肠造口腰带固定造口袋，使肠造口基部膨出，以利于排泄物排出，定期观察患儿造口底盘情况，确保渗漏前及时更换，减少刺激性皮炎的发生。

6.造口狭窄

造口皮肤开口缩小，或外观正常但指诊时肠管周围组织紧缩，形成造口狭窄。肠造口狭窄可使用手指、扩肌器等，进行长期扩张，并指导患儿进食易消化的食物，防止便秘。对于扩肛无效、造口狭窄严重的患儿，应尽快手术治疗。输尿管造口狭窄需放置支架管，以排空尿液。

7.造口脱垂

肠袢由肠造口由内向外翻出，可发生于单腔造口、袢式造口，也可发生于回肠造口、结肠造口及泌尿造口。建议选用大的一件式造口袋，避免损伤脱出的肠管。对于轻微脱垂，一般无须处理，可指导家属为患儿选用造口弹力腹带或在患儿哭闹时轻微按压肠造口，保持安静平卧位，预防脱垂的加重。若脱垂严重，应密切观察脱垂肠管血运情况，若出现肠管发紫、发黑等情况，需通知医生，立即处理。

8.肉芽肿

是由于缝线或底盘的刺激，在造口与皮肤之间形成的息肉状或菜花样红色组织。若肉芽根部有缝线，可将缝线剪除，减少缝线与肠管摩擦。凝血功能好的患儿，可在病情允许的情况下，将肉芽组织剪除，给予加压止血，也可使用硝酸银或高频电烧灼，并佩戴合适的造口袋。

9.远端造口废用性萎缩

儿童肠造口绝大多数是临时性的，一般在3～6个月之后关闭造口，小肠造口的患儿排出物过稀过多，易出现脱水和电解质紊乱，远端肠管易出现废用性萎缩。可收集近端造口排出物，再经远端造口或肛门注入，以达到改善水电解质紊乱的目的，并能够促进远端肠管发育，防止废用性萎缩。

（二）造口周围皮肤的并发症及处理

1.刺激性皮炎

是肠造口术后最常见的并发症之一，排泄物自造口底盘漏出，持续刺激患儿皮肤，产生红斑、破溃、疼痛等不适。根据受累程度进行处理，可重复喷洒造口粉、皮肤保护膜2～3次，保护造口周围皮肤。也可使用水胶体、藻酸盐、泡沫敷料等进行皮肤保护后，再粘贴造口袋。

2.过敏性皮炎

肠造口周围皮肤与造口用品接触后，出现皮肤炎症反应，面积局限于接触部位。患儿对造口用品过敏时，立即停止使用该产品，更换造口护理用品。严重者可在佩戴造口袋前，遵照医生指导，外涂类固醇药膏，保留10分钟后，清水洗净，擦干贴袋。过敏体质者做斑贴试验，排除过敏原，避免过敏性皮炎的发生。

3.机械性损伤

造口袋更换过程中，由于不恰当的护理操作而引起造口周围皮肤的损伤。指导家长使用粘胶剥离剂，动作轻柔地揭下造口袋，适当减少造口袋更换频率，皮肤损伤处可使用水胶体敷料进行保护。

4.皮肤增生

紧邻造口周围皮肤区域出现疣状突起，常见于泌尿造口和回肠造口患儿。排泄物刺激造口周围皮肤，使局部皮肤增厚、突起，色素沉着，疼痛明显，损伤后易渗血。在护理过程中，要正确选择造口用具、掌握底盘修剪技巧及造口袋的固定方法等。对于增生严重，影响造口袋使用，伴有持续疼痛等临床症状的患儿，应及时通知医生进行处理。

5.造口旁瘘

在临床上较为少见，可由多种原因导致擦伤造口侧壁出现瘘口，排泄物从瘘口流出，引起造口周围皮肤、深部组织的感染，甚至流入腹腔引起腹腔感染，严重时可危及患儿生命。有效的粪水引流是治疗关键，自肠造口插入肛管引流粪水，肛管插入深度应超过瘘口所在位置。感染创面需进行扩创引流，感染控制后选用合适的伤口敷料进行处理，促进肉芽生长，利于伤口愈合。

6.造口旁疝

是由于各种原因造成的小肠或结肠经造口侧方腹壁脱出所致。应选用一件式造口袋对患儿进行护理，必要时可使用腹带固定，同时观察有无肠梗阻情况的发生。做好健康指导，减少患儿长时间剧烈哭闹，注意合理饮食，保持大便通畅。

7.尿酸盐结晶

是泌尿造口最常见的并发症之一，细菌将碱性尿液分解，形成褐色或灰色的结晶，黏附在造口或周围皮肤上，引起疼痛、出血。更换造口底盘时，可使用棉球蘸白醋水稀释液（醋与水的比例为1∶3）清洗、湿敷，以达到去除造口及其周围结晶物的目的，将残余的稀释液清洗干净后，再粘贴造口袋。

参考文献

[1]田秦杰，葛秦生.实用女性生殖内分泌学[M].北京：人民卫生出版社,2018.

[2]朱晓芬.妇产科疾病临床诊断与治疗[M].上海：上海交通大学出版社,2018.

[3]刘晓星.新编妇产科学[M].上海：上海交通大学出版社,2018.

[4]孙琳.妇产科疾病诊疗难点与对策[M].北京：科学技术文献出版社,2018.

[5]王晓丽.实用临床妇科常见疾病诊疗[M].北京：科学技术文献出版社，2020.

[6]杨艳.临床常见妇科疾病诊断与治疗[M].长春：吉林科学技术出版社，2020.

[7]王显鹤.现代儿科疾病诊治与急症急救[M].北京：中国纺织出版社，2020.

[8]赵小然，代冰，陈继昌.儿科常见疾病临床处置[M].北京：中国纺织出版社，2021.

[9]赵骏达，李晓兰.新编妇产科疾病诊疗思维与实践[M].汕头：汕头大学出版社，2019.

[10]陈艳.临床实用妇产科疾病诊疗学[M].长春：吉林科学技术出版社，2019.

[11]郝力.新编妇产科诊疗精粹[M].上海：上海交通大学出版社，2019.

[12]葛茂华.妇产科诊疗难点与对策[M].北京：科学技术文献出版社，2019.